真健康

HEALTH

王明勇的健康廚房

拒絕食安風暴，
從打造「食」在安心的烹調環境做起！
嚴選20道美味食譜，教你吃得安全又健康！

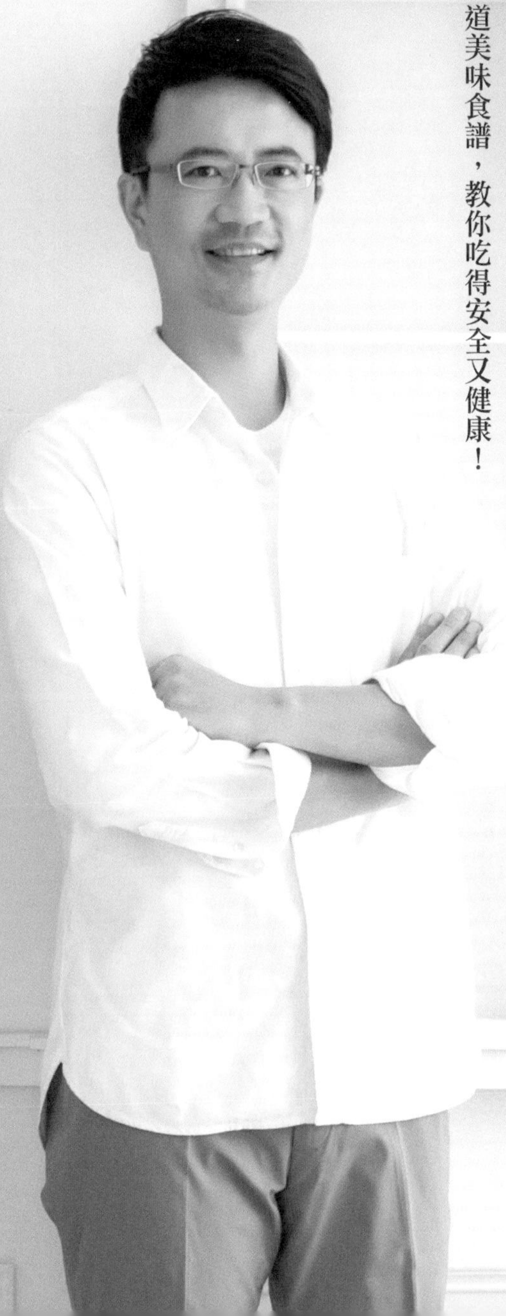

食療養生專家
王明勇老師——著

—推薦序—

全方位的廚房百科

生活魔法家　陳映如

多次和明勇老師一起上節目，發現他總是能用很淺顯易懂的語言，讓大家能快速吸收各種健康新知。他分享的大蒜均衡油，我回家試了一次，從此愛上，也成了我炒青菜的最佳利器。

這一回，王老師將健康生活的概念，擴展到家中最重要的區域——廚房。在書中，除了非常詳細地介紹各種食材、調味料的挑選準則外，甚至蔬果的保存方式、洗滌方法，都逐一說明，還附上食譜，堪稱是全方位的廚房百科。

另外，書中還提到了廚房的清潔及收納，這讓我很感興趣。因為一直以來，我都致力於提倡無毒清潔及綠色收納的觀念，認為健康的廚房，不只考慮到吃進肚子裡的東西，我們用的、接觸的或者習慣的清潔方式，都應符合健康的準則。很開心發現王老師跟我有一樣的理念，也非常推薦讀者們可以試試書中介紹的天然清潔劑ＤＩＹ，真的是環保又好用。

在這個對食安充滿疑慮的時代，很多朋友都想重新走回廚房，動手做料理，《王明勇的健康廚房》能夠幫助大家用更正確且輕鬆的方式追求健康。我相信透過這本書，從廚房開始，也能讓大家重拾家的價值。

—推薦序—

一本物超所值的好書

《吃錯了，當然會生病》作者
台灣全民健康促進協會理事長 陳俊旭博士

古早的台灣，年輕女孩出嫁前，必須先學會廚房裡的大小事務。從小不但要跟著長輩學習料理三餐，逢年過節還要學包粽子、做年糕、包潤餅、炒米粉、包水餃等等。但曾幾何時，隨著工商社會的發展，以及攤販、餐館、便利商店的普及，很多年輕女性已經不具備這些能力，不要說傳統手藝了，連基本的料理三餐都不會，甚至有些人家裡從不開伙，三餐都在外面解決。

外食布滿地雷，黑心食品充斥市面，近幾年食安問題層出不窮就是證據。我在八年前，就開始疾呼「飲食錯誤是現代人健康惡化的首要原因」，也點出現代飲食的許多迷思。為了健康，我們必須清楚知道食材的來源、烹飪的方法、加工的過程，最好是自己能品質管控，這樣就不會被不肖廠商所愚弄。

欣見明勇兄這幾年來，用他的細心與巧思，不斷用親切易懂的方式，告訴大家該如何吃出健康。在這本書中，從廚房清潔、廚具選用、冰箱管理、選購食材、創意料理等等，一章又一章，告訴讀者「一家之煮」該具備的各種實用技術，連我閱讀起來都欲罷不能，真是一本物超所值的好書，值得推薦給任何想進廚房的新手、或是常進廚房的老手，絕對會有收穫。

—推薦序—

把關食安，吃得更安心

台灣中醫師同德醫學會名譽理事長　羅明宇

王明勇老師是位專業健康養生學者，能把健康落實在簡單生活中。身為醫者，我時有感觸，雖然擁有許多專業知識，有時也不免因為工作忙碌，而忽略了生活上的健康小細節。明勇老師融入各式生活經驗，找出最合宜的健康飲食，實踐養生保健與飲食輔助自癒的方式，搭配專業所學，陸續透過多本書籍的出版，將健康觀念推廣到世界各地，讓我們有機會了解如何吃得健康、遠離毒害，又兼具營養美味。

這次明勇老師推出十分生活化且實用的書，從烹飪料理的廚房清潔與妥善保存食材的冰箱開始，到當令食材的選購，如何避免食材營養流失、用對健康無負擔的調味料及簡易烹製的小食譜等，以深入淺出的內容呈現，讓讀者更容易理解與方便操作。在目前食安問題頻傳之際，明勇老師這本生活飲食健康書，真的幫助我們把關食安，吃得更安心。

期待明勇老師能把更多的健康養生觀念與知識，跟大家分享。讓我們一起做個健康實踐家，重新審視生活細節及一些常被忽略的健康概念，能遠離和避免生活中潛伏性的毒害。

目次

PART 1 高效率的廚房整理術

省時省力，廚房清潔有一套 015
自製清潔劑，遠離環境荷爾蒙的傷害 023
廚房用具選購指南 034

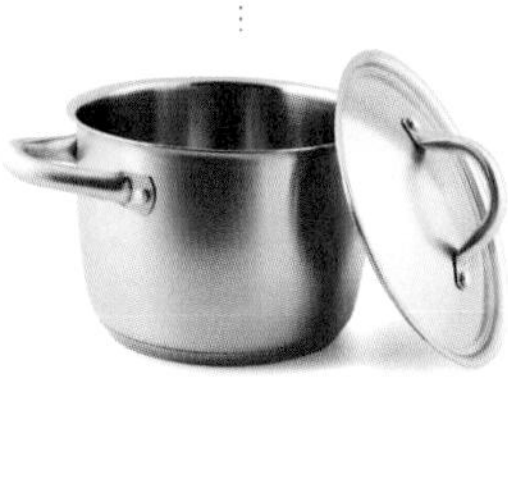

PART 2 打造安心便利的廚房

飲食健康第一步，做好冰箱管理 052
如何選購營養安全又新鮮的食材？ 057
善加清洗、保存食材，常保新鮮與美味 103
聰明烹調，留住食物的營養 131
自製油 153
為了健康，遠離下列食物 158
用對調味料，健康無負擔 164
天然調味料DIY 173

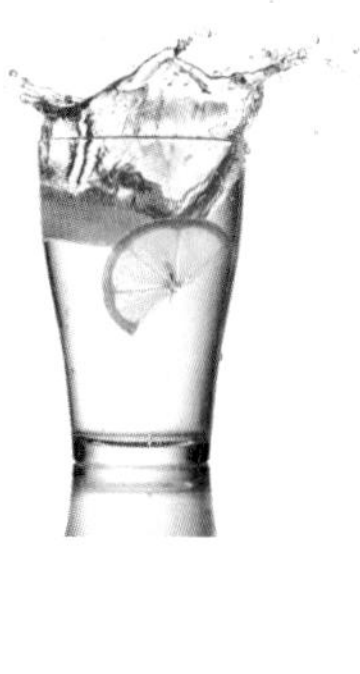

PART 3

美味又健康的手作料理

主婦方便的好幫手：電鍋料理

麻香百菇飯 184
自製天然醬瓜＋雞蛋蒸肉 186
雙豆香滷雞腿 188
蔥燒佃煮秋刀魚 190

10分鐘上菜：快速省錢料理

洋蔥豆腐鮭魚鍋 192
涼拌太極木耳 194
五味蘆筍松阪豬 196
蒜油綜合蔬菜 198

第一次做便當就上手：大人小孩都滿意的便當料理

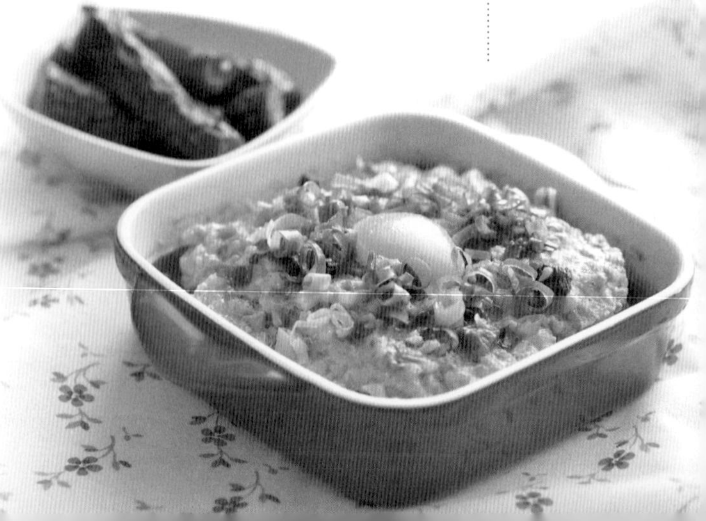

泡菜豆芽肉片 200
紅麴醬燒小腩排 202
葡萄酒醋燉牛肉 204
鳳梨小魚苦瓜 206

單身貴族、職業婦女下廚不是夢：懶人料理

金針菇燒肉捲 208
樹子蒸鯖魚 210
番茄燜豆皮 212
黑糖燕麥涼糕 214

低糖、低卡路里，美味不減分：減重料理

蔥蒜燉白菜 216
薑燒蒟蒻 218
養生素神湯 220
蔬果海鮮咖哩 222

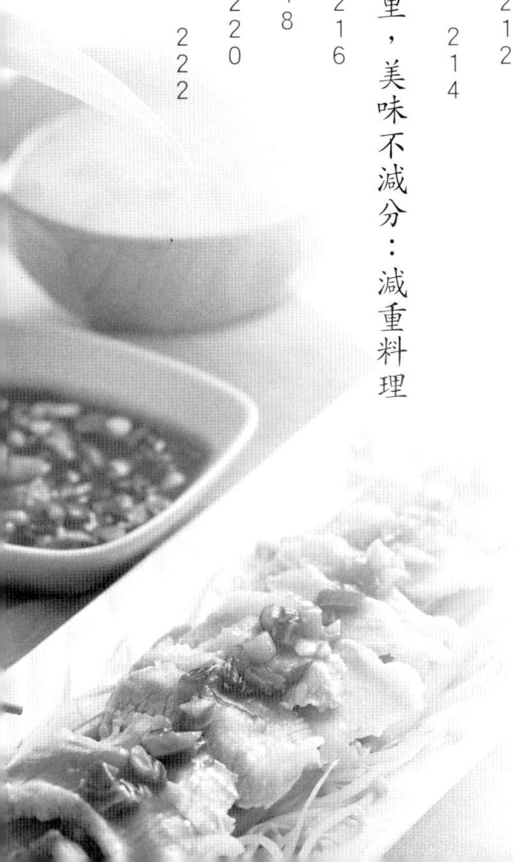

PART 1

高效率的廚房整理術

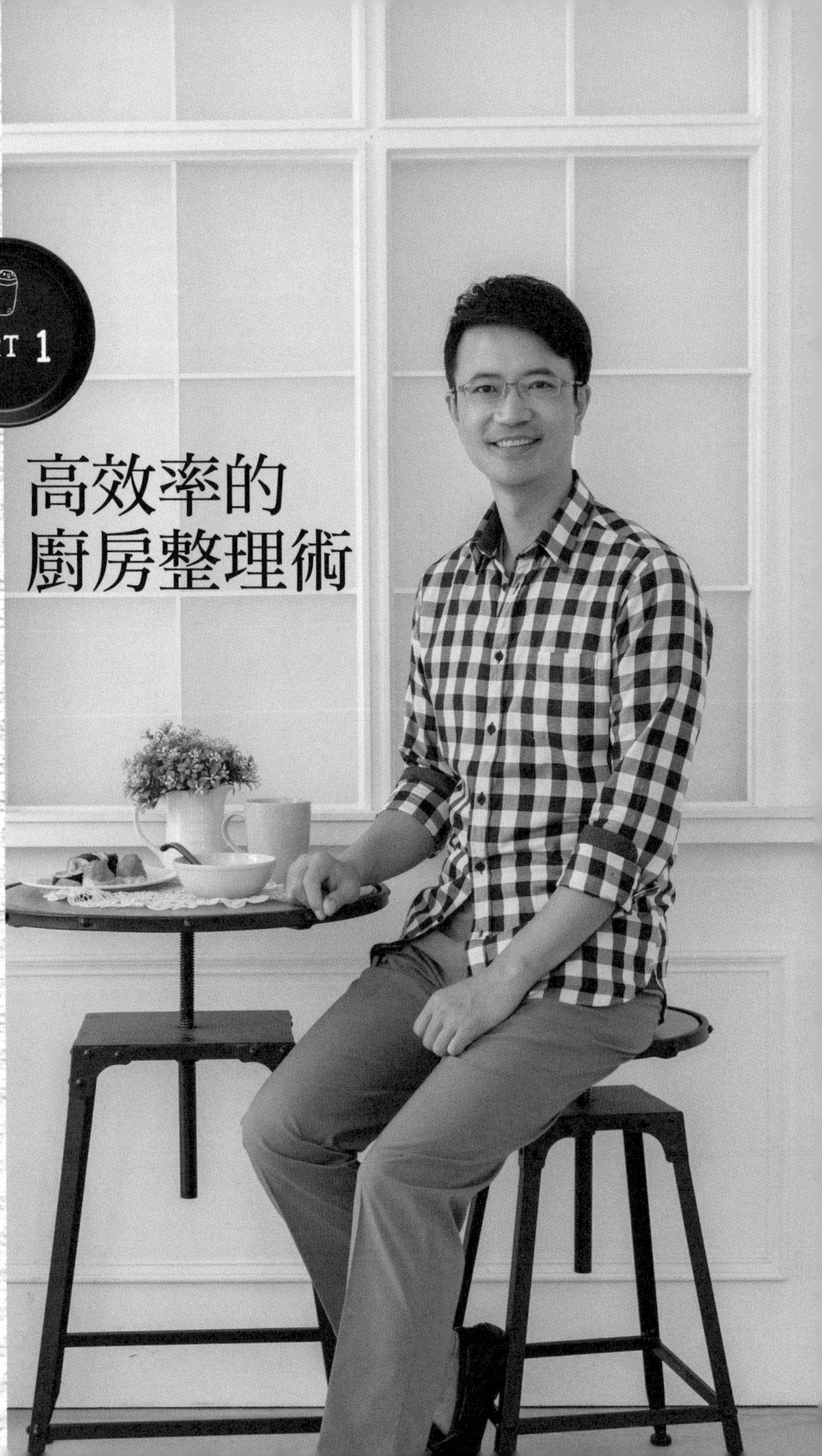

還記得小時候，每天早上起床後我都會看見奶奶及媽媽在廚房裡生火、起灶，準備煮飯作菜的畫面，可以說一天的生活就是從廚房開始！廚房在一個家庭中占有相當重要的地位，而且是最能夠聯繫一家人情感的場所。但是，由於時代的變遷，一般人外食機率增加，食安問題也層出不窮！我常說，我們現在只享用食物烹調的結果，卻失去了接觸食物的過程，在大快朵頤之餘，往往不知道自己吃進肚子裡的食物到底健不健康？因此，該是拿回健康烹調食物權利的時候了！我積極倡導健康的烹調方式，就是希望大家都能夠安心快樂地享用一日三餐，找回記憶中傳統的好味道！

在這本書裡，我把廚房裡的大小事，包含食材的來源、挑選、保存的常識，以及廚房的清潔、器具的使用等等心得，一一與讀者們分享。為了自己和家人長遠的未來著想，讓我們一起努力，打造「食」在健康的烹調環境！

省時省力，廚房清潔有一套

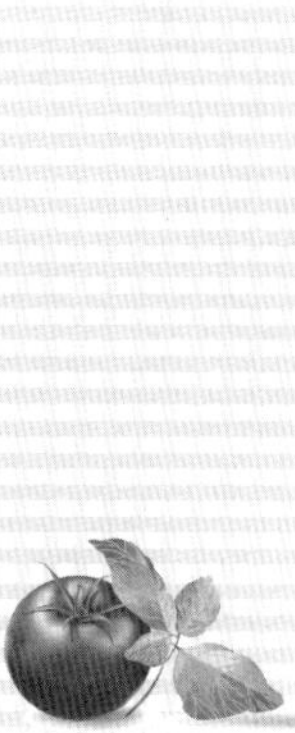

俗話說：「工欲善其事，必先利其器」，想要營造良好的烹調環境，廚房的清潔工作不可忽略。我維持廚房清潔有三大原則：一、髒了馬上擦；二、不堆積髒汙；三、不將髒汙留到隔天再處理。只要養成隨手清潔的好習慣，就能事半功倍！

地板、牆面與料理檯的清潔

在廚房中，無論是地板、牆面或料理檯，無可避免地會產生油垢，因此油垢的清潔就成為工作重點。

使用專用清潔劑

市面上的廚房清潔劑大都強調可去除油垢，不過使用時要注意，這類清潔劑通常以化學成分居多，吸入過量的話對身體健康有害，有些清潔劑即使標榜加入了檸檬、柑橘類等天然成分，也要留意是否為百分之百天然，清潔時務必保持廚房通風。

使用洗衣粉或肥皂水

除了專用清潔劑，也可以用洗衣粉或肥皂來清潔，方法是將洗衣粉撒在地板上或溶於水中，再用刷子刷洗；肥皂可直接塗抹在刷子或海綿上，或是將用剩的小肥皂塊廢物利用，泡入水中製成肥皂水。

使用小蘇打粉

清潔前將小蘇打粉溶於水中，依照油垢的輕重程度調整濃度，或搭配檸檬、柑橘類果皮一起清洗，再用濕抹布擦拭即可。

使用自製環保酵素清潔劑

酵素除了有強大的分解汙垢作用，還有除臭抑菌的功能。果皮酵素發酵三個月後，裝在玻璃或塑膠容器中，稱之為「酵素溶液」。將清潔劑、酵素溶液、水以一比二比十的比例製作，即可稀釋成環保酵素清潔劑。舉凡家中使用的液狀清潔劑，譬如沐浴精、洗髮精、洗碗精、洗衣精，均可依此比例調製。

抽油煙機的清潔

抽油煙機體積大，清潔過程也較為繁複，請專業清潔公司或是原廠處理，是一勞永逸的方法，不過拆除送洗的費用，平日大約是八百至一千兩百元不等，遇到過年前的大掃除旺季，費用大約是兩千元，並不太划算！抽油煙機拆除送洗也容易造成內部元件損壞，使用壽命減短，因此若能克服清洗上的困難，在家自行清洗是節省預算的好方法。

準備報紙／廢紙

清洗抽油煙機時，油汙很容易往下滴落，若是滴到瓦斯爐爐芯，處理上就更麻煩了，因此建議清潔前先把報紙或是較厚的紙張鋪在瓦斯爐上，再進行清理工作。

軟化油垢

清洗抽油煙機最困難的，就是風扇上面的陳年油垢。首先要做的是軟化風扇上的油垢，方法有兩種，一是在開機運轉後，將溫熱的水往風扇裡面持續噴灑，讓油垢隨著風扇運轉溶出，進入到集油杯裡；二是在瓦斯爐上燒水，打開機器運轉，待水滾後，水蒸氣吸入風扇裡，再隨著風扇運轉將油垢溶到集油杯裡。

使用專業清潔劑、環保酵素或小蘇打水清洗

油垢開始軟化後，將專業去油清潔劑或小蘇打粉溶於溫熱的水裡，朝向風扇內部噴灑，這時隨著機器運轉會有黃黑色的油汙流到集油杯裡，持續進行到集油杯裡的水呈現透明狀，就表示風扇清洗乾淨了。

若發現環保酵素清潔劑或小蘇打水的清潔效果不夠時，可以加入檸檬切片或柑橘類果皮來加強去除油汙的效果喔！

面板的清潔

平常烹調完畢時，用抹布和熱水擦拭，可以簡單除垢；若是全面性的清潔，建議先用一般濕紙巾擦拭。濕紙巾通常含有酒精，可以將較輕薄的油垢清除掉，之後再用專業清潔劑、環保酵素或小蘇打粉溶於熱水中噴灑，靜置十分鐘後，再用海綿或抹布擦拭。

油網的清潔

將拆下的油網浸入溫熱的水中，軟化油垢，之後再噴灑小蘇打水或環保酵素清潔劑，靜置十分鐘後，用鋼刷清潔。

瓦斯爐的清潔

油垢的清除總是比較費力，平常烹調後，用抹布或濕紙巾做簡單的清潔，趁油垢尚未附著在面板之前立即清除掉，可以減輕大掃除的工作。

瓦斯爐檯面

尚未完全乾掉的油垢，可以在瓦斯爐面板上撒上麵粉、黃豆粉或茶籽粉，再用軟性菜瓜布或鋼刷清除即可。已乾掉的油垢，可以將溶於溫熱水中的小蘇打粉或廚房專用清潔劑，噴灑在瓦斯爐面板上，再用軟性菜瓜布或鋼刷清除。

要提醒的是，瓦斯爐檯面大多為不鏽鋼材質，使用菜瓜布或鋼刷都要留意選擇軟性材質，否則留下刮痕，日後油垢容易滲入，也更難清除。

爐架

除了瓦斯爐檯面，爐架也是容易有大量油垢堆積的地方，建議先將爐架取下，單獨清除。若爐架的油垢太厚重，建議直接浸泡在溫熱的小蘇打水裡，加上定量的白醋，靜待十分鐘後再清潔，或浸泡於天然蔬果酵素清潔劑中約三十分鐘。

瓦斯爐底盤

炒菜時，食材很容易從爐芯的孔縫中掉落在底盤，或湯汁煮開後溢出滴落在底盤上，因此一定要將底盤抽出清潔，先將菜渣清除後，再用以上方式清除油垢。

爐芯、爐嘴

主婦們平常在炒菜或煮湯時，湯汁常會不小心滴落，每隔一段時間，就要定期清潔爐芯和爐嘴，才不會造成堵塞，使瓦斯燃燒不完全，造成瓦斯外洩的危險。

爐芯的部分，建議以乾抹布或是濕紙巾擦拭（不要用水或液體式清潔劑），或以舊牙刷清除上面的鐵鏽、油汙；而爐嘴的火孔則建議以牙籤或細鐵絲來清除堵塞的情況。

清潔爐芯、爐嘴之前，切記要將瓦斯開關關掉（這裡指的是天然瓦斯和桶裝瓦斯的總開關），並且在爐芯跟爐嘴完全冷卻的狀態下進行清潔工作，以免發生危險。

碗櫥、置物櫃的清潔

各式鍋鏟、刀具、砧板在使用後須徹底清潔，並將鍋鏟、菜刀置放在吊掛架及刀架上，砧板則建議吊掛在S掛鉤上，或立放在廚房檯面上，避免發霉。

櫥櫃外部

平日料理完畢，記得用抹布或濕紙巾擦拭櫥櫃。木質的櫥櫃不要用濕布或含油類的清潔用品擦拭，以免變形或發霉。烤漆材質的櫥櫃避免使用鋼刷或硬質菜瓜布，以免造成表面刮痕。

櫥櫃內部

各種餐具、鍋具清洗完畢後，一定要將水分晾乾或擦乾，再收進櫥櫃內部，避免蟑螂、螞蟻、果蠅的孳生。要特別留意轉角處是否有過多的灰塵或食物碎屑，可用小刷子或用抹布、濕紙巾將之清除乾淨。

平日白天可以將櫃門打開，讓空氣流通，保持乾燥。在櫥櫃內擺放乾燥劑，或是插電式除蟲液、置放型除蟲屋都是除蟲的好方法。另外噴灑天然樟腦油、尤加利精油等除蟲液，也能有效除蟲。

冰箱的清潔

可將用剩的檸檬皮浸泡於七十五度的酒精、白醋中，或用環保酵素清潔劑來擦拭冰箱內部。在冰箱裡放些小蘇打粉或備長炭，也可去除異味。或者將茶葉渣或咖啡渣曬乾後放進冰箱，也可以發揮活性碳的功用。

其他廚房小物的清潔

家中窩藏黴菌最多的地方是廚房，而存在最多黴菌的用具分別是海綿、砧板、抹布、菜刀及菜刀架。

提醒大家，所有的廚房用具使用完後，最好用熱水燙過消毒。砧板一旦有刮傷最好換新的，菜刀的刀柄與刀子連接處也容易藏汙納垢，必須留意。

自製清潔劑，遠離環境荷爾蒙的傷害

大量塑膠用品、化學合成清潔劑，固然為我們的生活帶來了許多便利性，但也衍生出一些問題，像是環境荷爾蒙汙染。

為了保護自己及下一代，更為了守護我們的地球，大家應該多使用天然清潔用品，譬如原料使用茶籽、酵素、海鹽、柑橘類果皮精油製成的清潔劑，它們融入水後可以被分解，不會造成環境汙染。

環境荷爾蒙的特性

- 長期存在自然環境中。
- 在自然界不易被分解。
- 具有生物濃縮及生物累積性。
- 對生物具有毒性。

● 通常不易溶於水。

目前已知的環境荷爾蒙約有七十多種，其中四十餘種為農藥，如除草劑、殺蟲劑、殺菌劑等，其他包括有機氯化物，如戴奧辛、多氯聯苯、DDT，以及清潔劑原料、塑膠原料等。

環境荷爾蒙的來源

● 藥物：人造動情激素、避孕藥。
● 農藥：DDT、有機氯農藥（阿特靈、可氯丹、安特靈、靈丹、飛布達、滅蟻樂、毒殺芬、地特靈）。
● 工業產品：多氯聯苯、有機錫、塑膠、塑化劑、雙酚A、清潔劑。
● 環境汙染物：戴奧辛、多氯聯苯、苯比林、鉛、汞、鎘。

類別	化學物質名稱	主要用途
塑膠製品	塑化劑、鄰苯二甲酸酯類、甲苯、聚苯乙烯、丁酮、氯化鉀醇、多氯聯苯	嬰兒奶瓶、奶嘴、保鮮膜、塑膠容器、塑膠袋、塑膠餐具
	雙酚A	奶瓶、食品罐頭內膜、CD、水壺、可微波食品容器、防火材料、黏合劑
	重金屬（鉛、鎘、汞）	含鉛、鎘的飾品、玩具、陶器、化妝品、染料、電鍍金屬、塑膠製造的穩定劑、體溫計、血壓計、乾電池等
清潔劑、化妝品	烷基苯酚（壬基苯酚）、乙二醇、乙氧基化壬基苯酚	非離子型界面活性劑、染料、油漆、潤滑油、加工金屬、清潔劑、潤濕劑、髮膠、沐浴乳、乳液、口紅等
農藥	DDT、陶斯松、二氯苯氧乙酸、敵敵畏、三氯生、萘、乃力松、百滅寧	防腐劑、防霉劑、殺蟲劑、殺菌劑、除草劑

環境荷爾蒙對健康造成的影響

增加生殖系統的病變

容易造成兒童生殖系統發育異常及性早熟；成年人則導致女性乳癌、子宮內膜異位、甲狀腺腫瘤等現象，同時也會增加男性罹患睪丸癌、攝護腺癌的機會。

男性精蟲數減少，影響生育率

造成雄性激素降低，精子數目減少，不孕機率增加。

造成肥胖

研究發現，與體內荷爾蒙類似的環境荷爾蒙，會擾亂胰島素及脂肪新陳代謝的平衡而導致肥胖。

神經系統、內分泌與免疫異常

環境荷爾蒙經由食物鏈進入動物體內，會形成假性荷爾蒙，干擾內分泌機制，造成內分泌失調。人類的神經系統、內分泌和免疫系統是健康的金三角，彼此息息相關，只要內分泌系統出問題就會影響神經系統，也會影響全身的免疫系統。

環境荷爾蒙不只透過飲食進入體內，還會經由皮膚進入體內，產生「經皮毒」。雖然少量接觸不足以危害身體，但若是長期接觸，則容易引發致癌危機。

一般來說，由於肝臟具有排毒功能，經由嘴巴吃進肚子裡的毒素，百分之九十以上都可以被分解，但是透過皮膚進入人體的毒素會儲存在皮下組織，從血液、淋巴液進入體內循環，造成皮膚紅腫發癢、過敏、青春痘、粉刺、男性精蟲數銳減。人體的生殖器官吸收經皮毒倍率高達四十二倍，並且會藉由母親的胎盤遺傳給嬰兒，導致嬰兒出生後容易有多種病變，是一種慢性中毒。

經皮毒所造成的健康問題，大多是長期接觸所累積的，許多清潔保養的日常用品，如廚房裡的清潔劑、浴室裡的洗髮精、沐浴乳，還有女性經常使用的化妝品、保養品，這些化學合成的產品都有可能造成經皮毒。

化學物質在生活中無所不在，如何避免經皮毒所帶來的致癌危機？不妨從DIY天然清潔劑著手，這種「阿嬤牌天然清潔劑」，可以說安全又環保！

天然清潔劑DIY

小蘇打水

弱鹼性物質，學名為「碳酸氫鈉」或「重碳酸鈉」，具有中和酸性油汙、消除臭味、軟化水質的作用。

用於清潔酸性汙垢：

- 廚房的爐子、料理檯、抽油煙機、微波爐、烤箱、洗碗槽、壁面。
- 浴室的洗手槽、洗臉盆、浴缸、馬桶、牆壁。
- 冰箱邊條、外殼、冷藏槽、洗衣機槽。
- 衣袖、領口、梳子、地毯。

方法

到生機商品店購買食用級的小蘇打粉，用兩大匙的小蘇打粉加上五百CC的水，攪拌均勻後，即為小蘇打水。

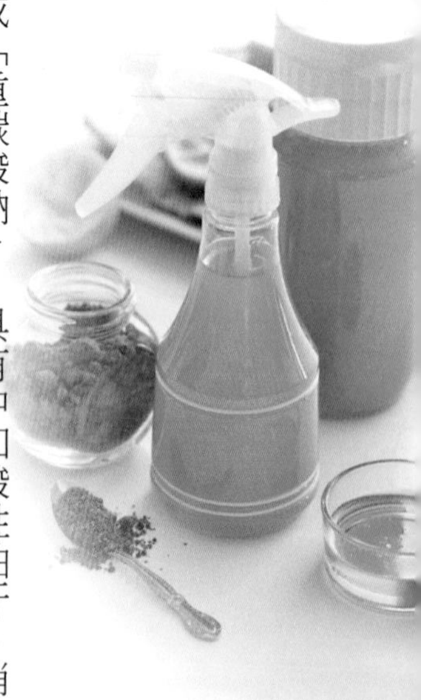

白醋水

弱酸性物質，有消毒、殺菌、防霉作用。

用於清潔鹼性汙垢：

- 廚房的爐子、壁面、料理檯、洗碗槽、水龍頭、玻璃杯、茶杯、微波爐、烤箱。
- 冰箱外殼、邊條、冷藏槽、洗衣機槽。
- 浴室的洗手槽、洗臉盆、浴缸、馬桶、牆壁。

方法

到商店購買白醋，用一比五的水稀釋後，即為白醋水。

肥皂水

鹼性物質，含有界面活性劑成分，具有去除油汙、灰塵等酸性汙垢作用。

用於清洗下列物品：

- 廚房的瓦斯爐、料理檯、碗盤、杯子、抹布、桌椅。

● 將肥皂水噴濕衛生紙或紙巾，貼在充滿油垢的瓷磚上，靜置一晚，可吸附髒汙。

● 將肥皂水噴灑在抽油煙機後，油汙可隨著水滴下來，再予以清洗。

方法

❶ 到商店購買液體肥皂，將兩大匙液體肥皂倒入十五公升的清水中，攪拌後製成。

❷ 把剩下的小肥皂塊集中，泡入清水中。

檸檬酸或酸性果汁

酸性物質，具有中和、溶解、洗淨、柔軟作用。

用於清潔鹼性汙垢：

● 水杯、茶杯、咖啡杯或盤子。

● 水龍頭或玻璃容器。

● 馬桶、尿斗、木質家具。

● 排水管、洗碗槽。

方法

將在藥局或化工行購買的檸檬酸，以約一杯檸檬汁的分量，跟小蘇打粉、醋混合成糊狀或液狀。

洗/泡過米的水和煮麵水

用於清洗下列物品：

- 碗、玻璃杯、茶杯、盤子、茶具、水壺。

方法

洗完米或浸泡過米的水，不要倒掉，存放起來可當作清潔劑。

柑橘類水果皮

橘子皮富含橘皮精油，可拿來保養皮革家具、擦拭家具。

用於清洗下列物品：

●廚房的爐子、抽油煙機、烤箱、料理檯、微波爐、洗碗槽、壁面、冰箱、桌椅。

方法

❶取五顆橘子皮、檸檬皮或一顆柚子皮，濃度百分之七十五的酒精五百CC，將果皮及酒精裝入容器中（注意浸泡時，酒精必須蓋過果皮）。

❷放置兩天後，打開容器，倒入噴瓶中，即可使用。想要增強去汙力，可再加入一匙小蘇打粉。

蔬果環保酵素清潔劑

除了清潔之外，把蔬果環保酵素清潔劑加入排水管或洗碗槽內，可去除汙垢及臭味。

用於清洗下列物品：

●廚房的壁面、瓦斯爐、料理檯、抽油煙機、微波爐、烤箱、洗碗槽。

●浴室的洗手槽、水龍頭、洗臉盆、浴缸、馬桶、牆壁。

●冰箱邊條、冰箱外殼、冷藏槽、洗衣機槽。
●碗盤、水杯、茶杯、咖啡杯或盤子。
●蔬果、寵物。

材料：
一公斤黑糖（也可用砂糖或糖蜜取代）、三到四公斤水果或葉菜（柑橘類果皮、鳳梨皮、蔬菜葉）、十公升清水。

方法

❶把適當比例的糖及水倒入容器內，稍微攪拌後，倒入蔬果皮。
❷在容器內預留兩成空間，避免酵素發酵時產生氣體，溢出容器；然後將容器蓋上，無須蓋緊。（若使用窄口容器，如礦泉水瓶，必須每天打開瓶口洩放氣體，以免瓶子撐破）。
❸每星期不時攪拌，讓浮在表面的蔬果能浸在液體中。發酵時間越久越好，大約三個月後就可以使用，過濾下來的菜渣可以當作植物或農作物肥料。

廚房用具選購指南

炒菜鍋的選購

選購炒菜鍋是門學問，一把合適又實用的炒菜鍋，可以幫助主婦們烹調時更上手，也更有效率。

炒菜鍋的選擇不妨從尺寸、材質、與手柄穩定度著手：

尺寸

小家庭和大家庭需要的鍋子尺寸不盡相同，此外也要斟酌料理者的力氣，如果主要料理者年紀較大，鍋子的尺寸也不宜過重。

家庭成員人數	適合的鍋子尺寸
1～2人	30公分以下
3～5人	32～34公分
4～6人	36公分
6～8人	38公分以上

即便家中成員只有兩人以下，還是建議選擇三十公分左右的炒菜鍋，否則翻炒時食物容易掉落出來。若是平常烹調方式不以熱炒為主的話，就可以選擇小於三十公分的鍋子。

材質

不同材質的炒菜鍋有其優缺點，對於烹調新手來說，鐵鍋、不鏽鋼鍋容易因火候控制不佳而產生燒焦、沾黏的現象。

以下針對不同材質的炒菜鍋做介紹：

傳統陶鍋

大約幾千年前，在金屬鍋具還未被發明時，人類早已使用陶製器皿來烹煮食物，它既節省能源，又可以保持食物原味。但是一般陶鍋常因做工及材質耐熱性不佳，無法以高溫烹煮，也不能集中大火烹調，使用一段時間後，有可能會發生龜裂的現象。

一般陶鍋常有的問題是材質硬度不足，容易磨損，導致沾鍋、燒焦，鍋巴難以清除，使用一段時間後，表面也會有刷洗及炒菜留下的刮痕。

製作良好的陶鍋，它的遠紅外線作用讓水和食物受熱更均勻快速，並保留鉀、鈣、鎂等陽離子，防止食物氧化及石灰質形成。

注意事項如下：

- 不可空燒，鍋內要有水、油、食材後才能開火加熱。
- 陶鍋蓄熱能力佳，使用中、小火即可。
- 冷凍食品不用退冰，可直接放入鍋內烹煮。
- 以陶鍋煎烤食物，溫度會超過300℃，請降溫後再沖洗鍋子。
- 以陶鍋料理第一道菜時會比較慢，把第一道菜盛起來後不需要清洗，直接加入油炒下一道菜，或是用紙巾擦拭後繼續烹煮下一道菜，這樣可以省下一些時間及瓦斯費。

傳統鐵鍋

鐵鍋的成分相當單純，沒有其他化學成分，早期認為在烹調過程中，鐵鍋中的鐵元素會溶於菜湯裡，可以補充鐵質，但人體吸收效果有限。

鐵鍋的導熱快、受熱均勻，非常堅固耐用。它分為「生鐵鍋」和「精鐵鍋」，「生鐵鍋」鍋底厚、鍋壁薄、重量重，熱炒時溫度到達200℃就會散熱，因此必須控制在230～240℃左右，避免食物燒焦。「精鐵鍋」重量更輕、鍋壁更薄，導熱速度也更快，使用時必須注意火候的控制。

鐵鍋因為材質的關係，免不了產生生鏽的狀況，但一旦鍋子生鏽，建議就不要再繼續使用，否則容易對身體造成不良的影響。

注意事項如下：

- 想要延長鐵鍋壽命，平常就要好好「養鍋」，每隔一段時間需將食用油塗在鍋子表面，避免生鏽。
- 鐵鍋的重量較重，對於女性來說翻炒時較為吃力，選用時要留意。

鋁鍋

鋁鍋的優點是價格便宜、導熱快、材質輕，但現今鋁鍋多為鋁錳混合材質，不適合與酸性食物接觸，否則會釋出氧化鋁，一旦蓄積在體內的話，對人體有害。

有凹痕的鋁鍋容易分解出鋁來，而用鋁鍋烹煮食物越久，進入食物中的鋁含量也越多，特別是葉菜類和酸性食物（如番茄、柑橘），更會吸收大量的鋁。研究指出，鋁會引發阿茲海默症（老人癡呆症），因此為了健康考量，建議少用鋁鍋為妙。

不鏽鋼鍋

不鏽鋼材質就是一般所說的「白鐵」，比起傳統鐵鍋的重量稍微輕些，製作上沒有添加其他化學成分，不易生鏽，且好清洗。

不鏽鋼鍋一開始問世的時候，因為導熱慢，需要較長時間熱鍋，煎炒時容易造成食物沾黏，後來廠商研發出多層不鏽鋼鍋，甚至結合不同比例的鐵、鉻、鎳等金屬，製成複合不鏽鋼鍋。複合不鏽鋼鍋能讓鍋底受熱均勻，並且只需用中、小火即可烹調。

相對於鐵鍋，不鏽鋼鍋更能保留食材原味，但保溫效果較差，價格也高出不少。

注意事項如下：

● 如何選購

挑選不鏽鋼餐具要看清楚標示編號，200系列是工業用途，若製成餐具，可能釋出對人體有害的金屬。過去曾發生過不鏽鋼便當盒錳含量超標事件，疑是廠商使用成本低的工業用200系列製成餐具。

選購不鏽鋼食品容器時，最好看清楚標示，300與400系列可用於餐具，以304或316為佳。

我們經常在不鏽鋼鍋具包裝上見到430、304、316、18/0、18/8或是18/10……之類的標示。18/0是指百分之十八鉻不含鎳，即所謂的「430不鏽鋼」，具些許磁性、可經由熱處理硬化、增加強度。

18/8是百分之十八鉻加百分之八鎳，即「304不鏽鋼」。此類不鏽鋼的特性為無磁性、無法藉由熱處理方法來改變金相組織結構，因含合金元素鎳，所以抗蝕性較優。

18/10是指含鉻百分之十八、鎳百分之十，許多高級鍋具會使用百分之十的鎳來製作，使其更耐用、更抗蝕，也稱為「316不鏽鋼」。

● 不鏽鋼鍋的正確使用方法

無論是多層不鏽鋼鍋或複合金鍋，都必須避免空燒的狀況。蔬菜烹調前先倒油再開火，也就是冷鍋倒油，待溫度與受熱足夠後再將食材放入；魚肉類需要先熱鍋，等到水珠在鍋裡彈跳時再煎煮，避免黏鍋。

不沾鍋

不沾鍋具有「不易燒焦黏鍋」的特性，讓沒有料理經驗的人也能夠很快上手。五〇年代曾在全球風行的不沾鍋鐵氟龍，後來被發現，製造過程中添加的塗料「全氟辛酸銨」（PFOA）含有毒性，溫度過高時甚至會造成使用者產生肺炎、肺水腫等症狀，而且鍋子只要空燒五分鐘就會到達720℃高溫，容易對人體健康產生危害。PFOA的燃燒也會對臭氧層造成破壞，因此目前市面上的不沾鍋，大多採用聚四氟乙烯（PTEF）作為塗料。

常見不沾鍋有鋁合金、鑄造鋁合金、覆底式不鏽鋼和鐵製碳鋼。鋁合金沒有不鏽鋼硬，且不易沾黏。鑄造鋁合金不沾鍋是鋁合金鍋的升級版，使用液態鋁合金加入其他金屬，再倒入鍋體模型製成，提高了原本鋁合金鍋的耐熱度，受熱更均勻，也延長使用的壽命。鐵製碳鋼不沾鍋，因為其含鐵比例高，只要塗層脫落就容易造成生鏽狀況。覆底式不鏽鋼不沾鍋在不鏽鋼材質中加入鋁材質，讓導熱加快，耐用度高。

注意事項如下：

- 建議買回來後，要有定期養鍋的習慣。新鍋買回家時可以用洗米水倒入鍋中煮沸二十分鐘後將水倒掉，然後以冷鍋倒油，將鍋子轉動，讓油均勻布滿鍋面，加熱二十到三十秒，待冒出油紋之後就關火。後續使用時，定期進行冷鍋倒油、再熱鍋的步驟即可。
- 由於不沾鍋都有塗層處理，必須避免鍋子空燒、加熱過久、油溫過高的情況，一旦塗層損壞，就失去不沾鍋的優勢，這一把不沾鍋也就報銷了。
- 萬一食物燒焦時，只需要在鍋中倒入溫熱水或將水煮沸，待焦物軟化後清除即可。
- 清洗時避免使用鋼刷、鐵刷清洗。

手柄穩定度

選購鍋子時要試拿、試握一下鍋具，首先觀察手柄處是否有隔熱的材質，如矽膠或其他耐高溫的塑料材質。之後就要看看鍋子重量是否合適，讓翻炒不會過於吃力，以及螺絲是否拴得夠緊、有貼合鍋體，有足夠的穩定度。

燒焦的鍋子如何清洗？

在烹調食物的過程中，有時難免會發生一些小意外，「鍋子燒焦」就是常常發生的狀況！以下教大家簡單又省力的鍋子燒焦清洗法：

■少數食材黏鍋處理

如果是使用不鏽鋼鍋煎蛋、煎魚、煎牛排時，遇到少部分食材燒焦、黏鍋的情況，建議加水浸泡一個晚上，第二天再用刷子清潔即可。若是不沾鍋，則不要用鋼刷處理，趁著鍋子還熱時，加入溫熱水浸泡，或是加水煮沸十分鐘左右，之後用海綿清潔就可以。

■嚴重燒焦處理

無論是不鏽鋼鍋、鐵鍋或不沾鍋，遇到大面積燒焦的情況，像是滷紅燒肉時燒焦、醬汁沾黏在鍋子底部，都可以倒入茶葉或是檸檬皮、柚子皮、鳳梨皮，用水煮滾三到五分鐘，再用刷子或海綿清除即可。

有些人會加入白醋或蘇打粉處理，但白醋和蘇打粉含有酸性或鹼性成分，建議斟酌使用。

湯鍋的選購

若烹調習慣是用大火快炒、煎炸的人，建議將炒菜鍋與湯鍋分開。傳統的鐵鍋由於容易生鏽，不太適合當作湯鍋使用，因此選擇一把傳統材質與大小的炒菜鍋，再搭配其他材質的湯鍋，更能滿足使用上的需求。

一些小家庭或單身租屋族、學生族群，常常會有使用電磁爐料理的需求，有些湯鍋可以在電磁爐上使用，十分方便。

琺瑯鑄鐵鍋

特性是導熱相當快，受熱均勻，料理過後食物的保溫效果好，燉、煮、燜、燒都非常適合，也可以在電磁爐上使用。由於鑄鐵重量重，選擇適合的大小為佳。

玻璃湯鍋

玻璃聚熱保溫的效果好，適合煮湯或用來燉煮食物。有些玻璃湯鍋耐高溫可達400℃，無論是使用於瓦斯爐、電磁爐甚至微波加熱皆適宜，從玻璃材質中也可以觀察到食材烹煮的狀況。

砂鍋

砂鍋的特性是導熱性慢、保溫性高，適合用來煲湯或烹調粥類。建議熬湯、煲湯時先將湯品、粥以其他鍋具煮熟後，再倒入砂鍋中，用文火熬煮。

由於砂鍋沒有其他鍋具的合金、壓製、塗層設計，不適合用來炒菜、煎炸食物，或直接在大火上加熱，更要避免空燒的情況。

器具、碗盤、鍋具的收納原則

現代人的居家空間有限，因此掌握各種收納方法，顯得格外重要。談到收納，常令主婦們傷透腦筋，但其實善用各式收納工具，就能將鍋、碗、瓢、盆等餐具做有效的整理，幫助妳在廚房大小事上更上手！

■餐具擺放以同類物品、同樣材質、由大到小為原則

例如碗類，先將大碗集中，再把小碗堆疊置放到大碗上方；瓷碗跟瓷碗放在一起，木碗跟木碗放在一起。

■常用餐具放在方便取用處

建議將常用的餐具放在吊掛式櫥櫃的下方，或離櫃門較近的地方，使用上較為方便，也不會打翻其他餐具。

篩網的選購

麵粉篩網

過篩後的麵粉可以均勻分布，較好鬆發。其他如炸雞粉、地瓜粉……也可以透過麵粉篩網過篩，避免產生結塊。

液體（果汁、豆漿）篩網

若是過濾現榨果汁中的殘渣，要選購網眼小而密的；若是想把塊狀的水果留下來，可以選購網眼較大的。如果要過濾豆漿，建議鋪上一塊紗布，過濾效果較好。最好準備兩到三種不同大小、密度以及面積的篩網使用。

咖啡、茶渣篩網

準備小網眼的篩網，把磨好的咖啡粉過濾一下，可以避免咖啡有酸澀味。泡茶篩網種類多，有附握柄的、口徑較窄的，可將茶葉放進篩網後沖茶。

油炸物篩網

天婦羅、薯條、雞塊……等炸物炸完後使用篩網，先將大部分的油瀝掉，可讓食材不致過於油膩。

多準備幾個握柄或長或短的中小型篩網，將煮好的水餃、餛飩、麵條撈起，對主婦來說也十分方便！

蔬果洗滌籃

洗滌籃有塑料、不鏽鋼等材質，一般來說，不鏽鋼材質比較容易清洗，也可以避免發霉或是藏汙納垢。

使用洗滌籃的好處是可以省掉重複沖洗蔬果時放水、瀝水的麻煩。坊間也有許多蔬果洗滌液的產品，訴求浸泡之後可以洗去農藥跟防腐劑，搭配洗滌籃更能達到事半功倍的效果！

瀝水盤

將清洗好的碗盤等餐具用瀝水盤瀝乾水分後再收進櫥櫃，可避免發霉。

瀝水盤種類多，最基本的就是塑膠材質、一字型設計，可以直接放在水槽。其他還有可抗菌塑膠材質或是不鏽鋼材質，若使用得當，可以節省使用烘碗機的電費。

收納架

善用各式收納架可使廚房空間變得井然有序。許多人把收納架跟瀝水盤混為一談，用瀝水盤將餐具水分瀝乾後，將各種餐具放到收納架才是完整的做法。

廚房小物，是料理的好幫手

好用的料理剪刀

對於家中有嬰幼兒和老人的家庭來說，料理剪刀是必備用具。將肉類用料理剪刀切成小塊，比較容易咀嚼、消化。

- **處理螃蟹殼、清理魚骨、魚鰭**

在市場購買魚類時，魚販通常不會處理得很乾淨，因此家庭主婦回到家中還是必須做二次處理，這時料理剪刀就派上用場了，可將魚鰭剪掉，或是去除魚骨。

將大面積肉片、魚片、花枝切成小塊面積時，料理剪刀也比菜刀更方便處理。料理剪刀中間交會處鋸齒狀的圓孔設計，也可用來壓碎螃蟹殼。

●當作開瓶器

一般料理剪刀交會處的鋸齒狀圓孔，或刀身會另外設計開瓶凹槽，可以充當飲料開瓶器。

料理剪刀選購訣竅

■鋒利度：

料理剪刀的鋒利度是首要條件，若銳利度不佳，容易在使用時用力過猛或角度錯誤而受傷。

■清潔度：

許多料理剪刀有可拆式設計，可以拆開來清洗，避免油垢卡在刀面，造成生鏽狀況。

■好握度：

選購時最好試握一下，符合人體工學設計，才能事半功倍。

保鮮膜

未吃完的飯菜或是切開的水果需要冷藏，覆蓋保鮮膜是相當方便的做法，可以幫助食物隔絕冰箱的異味。但要記得將料理放涼之後，再使用保鮮膜。

保鮮膜加熱安全嗎？

不同材質的保鮮膜有不同的耐熱狀況，使用前要看清楚包裝標示。PE（聚乙烯）材質的保鮮膜，耐熱溫度可達-60℃～110℃，無毒性，是較為安全的材質；PVC（聚氯乙烯）是含氯的保鮮膜材質，耐熱性低，只適合用於冷食材或水果，不宜用來加熱；而PVDC（聚偏氯乙烯）不僅不耐熱，碰到油脂還會融出毒性，冷藏肉品也不宜使用。

不含塑化劑的PE保鮮膜和含有塑化劑的PVC保鮮膜，差別在哪裡？一燒就知道！PVC保鮮膜，一燒立刻變成焦黑色，還會傳出陣陣惡臭；PE保鮮膜呈透明狀，而且沒有味道。此外PVC保鮮膜拉起來比較有彈性、黏性也比較好；PE保鮮膜拉起來比較沒彈性、黏性也不好。

廚房紙巾

廚房紙巾透水性、吸水性高又不易破裂，是烹調、清潔廚房的好幫手。除了擦拭油汙，解凍後的魚、肉類，可先用紙巾將大部分的水分吸收掉，烹調時比較不會因為水分造成油爆。煎炸好的食品，尤其是薯條、粿類、年糕……先將紙巾鋪在餐盤上，再放上食物，還可以吸收食物的油脂。

此外進行廚房大掃除，清洗抽油煙機時，先將清潔液噴在廚房紙巾上，再將紙巾貼在抽油煙機上，過十到十五分鐘後取下紙巾，就可以去除大部分的油垢了。

PART 2

打造安心便利的廚房

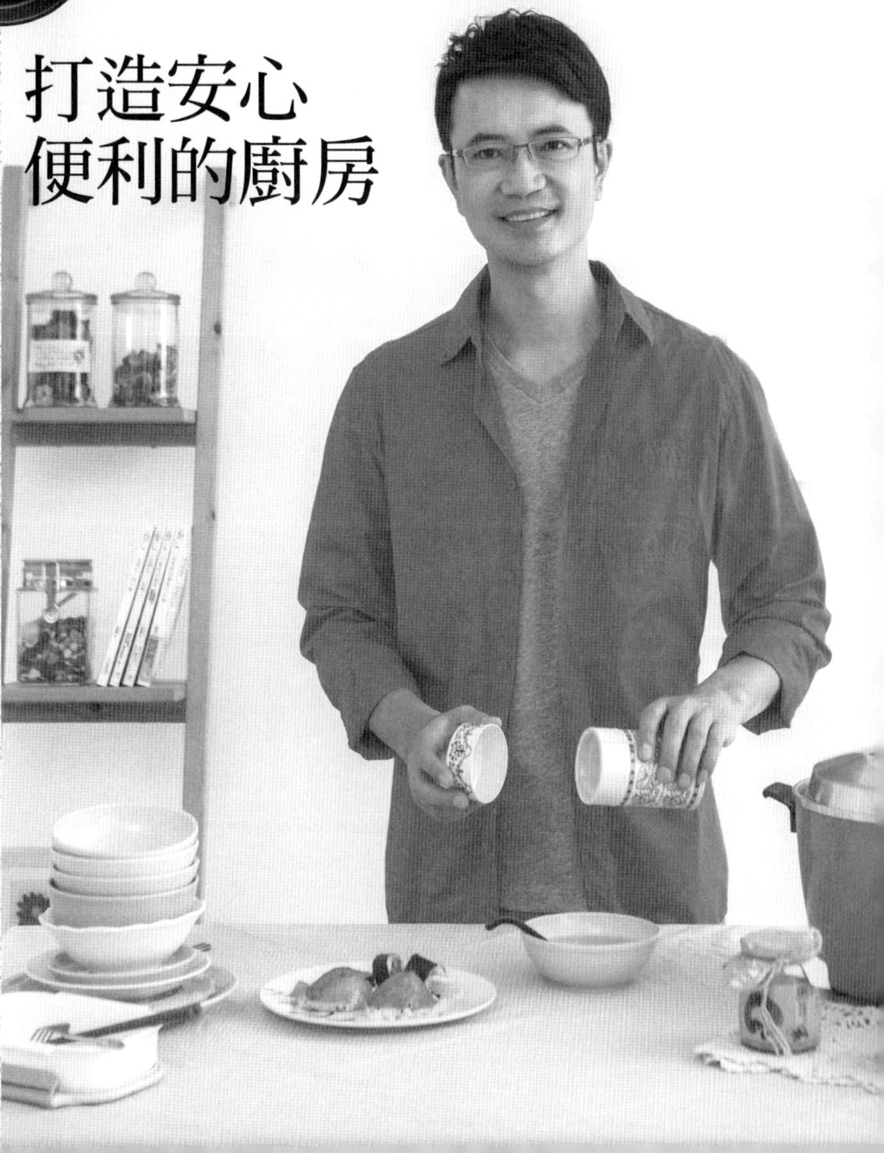

飲食健康第一步，做好冰箱管理

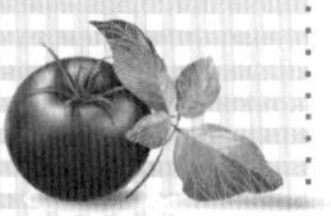

我常說，冰箱管理是健康飲食的第一步。我們在購買時，除了選擇新鮮的食材，也要以吃得完為原則。很多婆婆媽媽因為捨不得將吃不完的食物丟掉而放入冰箱，但是食物在冰箱內放置過久會變質腐敗，成為細菌的溫床，吃下肚之後可能會引起食物中毒，所以千萬不要為了省菜錢，把最重要的健康給賠下去。

根據一項調查發現，台灣每年約有上百億元的食物在無形中被浪費掉，這些被丟棄的食物大多是因為保存不當而腐壞。近年來的糧食危機讓大家警覺到食物資源的可貴，倘若我們能透過有效的冰箱管理，妥善地收納和保存食物，讓食物的營養在流失最少的狀態下吃進肚子裡，既「利己」又「利環境」，何樂而不為呢！

冰箱管理要點

很多人習慣將吃的東西統統都放進冰箱裡，以為就能保鮮，可是大錯特錯！

以蔬菜來說，在冰箱中保存的最佳溫度應維持在6℃左右，如果溫度太低的話，有些不耐寒的蔬菜，例如番茄、茄子會凍傷，食用起來也不可口。

只放七八分滿

千萬不要把冰箱當成儲藏室，塞得滿滿的。保留一些空間，讓冰箱後方的冷空氣容易對流到前方，食物才能保持新鮮，出風口前切記也不要被物品擋住。

善用保鮮膜、保鮮盒

讓冰箱內的空間保持整齊，一目瞭然，食物的味道也不容易混雜。

- 醬料開封後，放入玻璃保鮮盒內保存。
- 起司、奶油、乾酪用鋁箔紙包覆後放入保鮮盒，避免與空氣接觸後變質。
- 生肉類或是切好的水果應該用保鮮盒或保鮮膜冷藏，可以延長保鮮時間。
- 饅頭、麵包放進冰箱前應先用袋子裝好，袋口不要密封。

留意食物保存期限

- 在食物包裝上標示存放日期，以免食物堆積過期丟棄，造成浪費。

- 把剩菜放在一開冰箱就容易看到的地方。
- 牛奶、果汁、茶等盒裝或瓶裝的飲料，即使存放冰箱也有保存期限，請盡量於開封後三天內食用完畢。鐵製罐頭一旦開封，就應該更換器皿，避免食物氧化、變質。

在冰箱中分類、分層擺放食物

存放生肉的保鮮盒應放在低處，水果盒放在高處，避免肉類的血水滴漏，造成食物二次交叉感染。

- 冷凍庫：熟食往上擺放，生食往下擺放。
- 冷藏庫：乾的食物往上擺放，濕的食物往下擺放。
- 蔬果保鮮室（4～6℃）：除了必須放置在陰涼處的根莖類蔬果，其他都可以放在冰箱的蔬果保鮮室，如小黃瓜、四季豆。
- 冷藏室（6℃）：切過的蔬菜及水果。
- 冷藏室上層：適合儲存熟肉及水分較多的食品。請注意，尚未開封的肉類要趁保存期限到達前食用，一旦開封，煮熟的肉只能保存三到五天。新鮮的魚類只能在冰箱冷藏一天，烹調過的魚類不要超過三到四天。
- 冷藏室下層：置放剩菜、煮好的蛋、魚、肉、豆腐等需要快速加熱的食物，以及容易凍傷的非葉菜類蔬菜和水果。

● 低溫保鮮箱：位於冷藏室最底部，濕度最高，比較適合存放蔬菜，如綠色蔬菜、辣椒和菠菜等。這類食物用密封包裝，最多可保存一週左右。

● 冷藏室冰箱門旁邊的置物架：適合保存食用油、醬料、牛奶、未喝完的果汁、飲料等抗菌性較強、常食用、密封性佳的食物。

夏季時每週一次、冬季時每兩週一次清洗冰箱

為了防止冰箱出現異味，最好每週檢視冰箱內部，將不要或過期的物品清掉。

食材放入冰箱前請別急著清洗

大部分新鮮蔬果、肉類、蛋表面都有一層可以防菌的「天然保護膜」，如果將保護膜洗掉，食物容易遭細菌入侵，加速腐敗變質。另一方面，自來水中含有消毒的氯，也會破壞部分營養素。

熱帶蔬果別放冰箱

不是所有的水果都適合放在冰箱裡，例如奇異果、芒果、香蕉、鳳梨、荔枝等

熱帶水果，最好置放於室溫陰涼處，冰箱的溫度會使其「凍傷」，反而加速變質。

生熟食分開存放

火腿、香腸、烤雞、臘肉等經過包裝的熟食，開封後要盡快食用。如果沒辦法一次吃完，建議可以放在保鮮盒裡保存。

電冰箱的擺放位置大有學問

■**遠離火源，注意散熱**

一般住家的冰箱多擺放在廚房裡，除了留意冰箱的擺放位置需空氣流通、遠離易燃物品（如油類、瓦斯爐或其他電器）與火源之外，最好和牆壁及天花板保持五到十公分的距離，讓冰箱內部馬達可以維持良好的運作並散熱。冰箱不要正對或太靠近瓦斯爐，避免烹煮時的油煙或料理時的濁熱氣汙染冰箱內的生鮮食物。

■**與微波爐、烤箱分開放**

將冰箱與微波爐、烤箱分開放，避免這些電器的熱量增加冰箱的耗電量。

如何選購營養安全又新鮮的食材？

水產品（魚類、海鮮）

海鮮、魚類富含優質蛋白質、豐富的ＤＨＡ（多元不飽和脂肪酸），它的脂肪含量比肉類低，不但小朋友吃了頭好壯壯，也能幫助老人家預防心血管疾病，加速病人的傷口復元。

近年來海洋汙染問題嚴重，許多深海魚類或是海鮮類都有受汙染之虞。根據世界衛生組織公布，因為食用被汙染的食物而罹患疾病的人，占全世界總人口數約百分之三十；那麼，我們要如何知道自己吃下肚的魚類究竟乾不乾淨、安不安全呢？

從氣味來判斷

如果是在超市通路購買海鮮類產品，可以選購包裝上有ＣＡＳ（台灣優良農產品Certified Agricultural Standards，簡稱ＣＡＳ）或ＴＧＡＰ（台灣良好農業規範

Taiwan Good Agriculture Practice，簡稱ＴＧＡＰ）產銷履歷的水產品。

如果去傳統市場採購，無法掩飾的「氣味」，就是判斷新不新鮮的標準，新鮮的海鮮類不會有嚴重的腥臭味。有些黑心商人為了讓魚肉的顏色看起來較有賣相，而添加保鮮的化學藥品，因此要注意是否有藥水味，尤其是魚鰓部分。

從外觀來判斷

新鮮的魚類表面透明、黏液有光澤、眼睛飽滿凸出、清澈明亮不混濁；魚鰓呈現淡紅或鮮紅色，魚肚完整無破裂，也沒有血水外滲；魚鰭與魚鱗完整，不會脫落和流血。

有的魚販會利用亞硝酸鹽等化學藥劑來保持海鮮的色澤，或是變相使用色素、一氧化碳來讓海鮮「發色」，購買海鮮的時候要留意，不要用顏色的鮮豔與否來判斷。

蝦類的選購：殼一定要透明，頭與身體不分開；如果蝦殼變色、蝦肉變白、出水、蝦頭和腳處呈現黑色，且蝦頭和身體分離，就表示不新鮮。

透抽、小管及魷魚：選表皮花紋鮮豔、肉色接近透明，軀體直挺且無異味的為佳，表皮破損、肉色灰白，身體與頭部分離又出現腥味，就表示不新鮮，不宜購買。

用觸感來判斷

不管是哪一種海鮮，都可以用手指按壓看看肉質是否緊實有彈性，如果魚肉下陷且沒有彈回原狀，表示已不新鮮。用手指觸摸蝦子時，如果表面滑滑的，表示可能經過亞硫酸鹽漂白，最好避免購買。此外，新鮮的魚鱗片會有光澤及透明黏液，不容易脫落。

購買海鮮的三大原則

- 購買通過檢驗的天然養殖魚類：海洋汙染越來越嚴重，建議多多食用養殖魚類。
- 購買食物鏈底層的海鮮：例如文蛤、牡蠣、九孔、魷魚、秋刀魚、沙丁魚、虱目魚等。
- 購買當季的水產品：因為冷凍技術的進步，一般人越來越感受不到養殖魚類也有季節性；事實上，不管是野生或養殖魚類都有適合捕撈的季節，選購當季的水產品，食用上更安心。

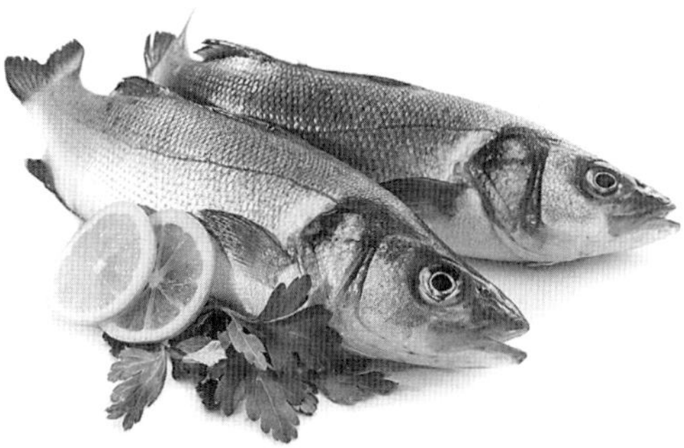

魚貨供應產期

魚種	捕撈期
4-6月	鬼頭刀
5-7月	午仔魚
6-10月	秋刀魚、竹莢魚
7-11月	鱈魚
7-10月	丁香魚
9-12月	野生鮭魚
9-10月	四破魚
6-9月	野生小花枝
10-12月	野生大花枝
8-9月	野生中卷
3-10月	透抽
9-2月	海鱺
全年	旗魚
全年	野生蝦子
全年	白帶魚

常見魚類挑選方法

秋刀魚

秋刀魚是百分之百的天然魚，無法進行養殖，外形像刀一樣閃耀著銀色的光芒。秋冬是盛產期。

如果秋刀魚的魚眼睛變成紅色，表示魚已經不新鮮了！若是捕獲的時候受到壓力，魚眼也會呈現渾濁的紅色。挑選嘴尖且呈淡黃色的秋刀魚，油脂比較豐富。新鮮的秋刀魚內臟比較結實，從外面按壓腹部時不會軟爛。

鯖魚、沙丁魚

含有大量的DHA和EPA兩種不飽和脂肪酸。購買的時候要挑選魚背為藍黑色、魚肉結實、魚身硬直，按壓腹部不會感覺柔軟且沒有腥味的魚，會比較新鮮。

竹莢魚

竹莢魚的優質蛋白質含量特別高，是腥味較少的肉魚，不管是切成生魚片還是製成魚乾都很美味，尤其夏天是最肥美的時候。

竹莢魚一般生活在固定的地方，因此魚身表面不暗沉，散發著深綠色的光芒。其側面有條由魚鱗演化而來的硬刺，處理的時候很容易傷手，要特別留意。

怎樣吃魚才安全？

容易殘留重金屬的部分盡量不要食用。

農藥、戴奧辛、多氯聯苯或是汞、鋅、銅、鉛、砷、鎘等重金屬，容易累積在脂肪中，所以不論是養殖魚類或是野生魚類，盡量不要食用容易堆積脂肪的魚皮、魚內臟、魚卵、魚油等部位，以免危害身體健康。

此外，避免食用大型魚、用鹽醃製的魚及長期食用同一種魚，或和同一位魚販購買漁產品，避免危害風險集中。另一方面，烤、煮、蒸的烹飪方式會比油炸更健康。

蔬菜怎麼挑選

大家都知道，身體要好，營養一定要均衡，蔬菜水果不能少。可是，現今蔬果往往有農藥殘留及化學肥料過量的問題，如何挑選就變成一大關鍵。掌握蔬果挑選的秘訣，就可以減少把毒素吃進體內的機會！

葉菜類

● **手到：**蔬菜的葉片如果完全展開，表示葉片厚實。用手輕摸葉片，葉片青翠、葉梗厚又結實為佳。在葉菜新鮮健康的葉片表面上會有一層保護膜，要輕輕地摸，以免傷害到葉片。

●**眼到：**蔬菜放久了，不管菜葉或是莖都會萎縮，盡量避免挑選葉緣變黃的蔬菜。用眼睛觀察一下葉子邊緣部分，葉片及葉梗是否過於粗大、比例異常，有可能是化學肥料使用較多的緣故。

●**手眼並用：**久放的蔬菜因為莖的水分流失，無法直立，會向下彎曲。注意莖的部分不要有彎折，摸摸看是否飽滿結實，若是軟爛、乾癟就不宜購買。

根莖類

胡蘿蔔

尾端呈圓形，按壓硬實，代表新鮮度夠。

胡蘿蔔的味道從表皮到中心，會由濃變淡，建議挑選內芯較細的胡蘿蔔，比較能嘗到胡蘿蔔的甜味。另外，在健康狀態下生長的胡蘿蔔，表皮光滑且根鬚少；如果顏色為深橘色，代表胡蘿蔔素較多。

白蘿蔔

以表皮光滑細緻、色澤白、結實有重量感、以手彈有輕脆聲為佳。購買時盡量選擇帶著葉子的白蘿蔔。有些白蘿蔔的葉子以下部分是綠色，代表種植泥土只掩蓋到這裡，但顏色並不會影響味道及新鮮度。

地瓜

地瓜的學名是「甘薯」，一年四季都有出產，主要盛產期是每年的三到九月。它的品種多元，紅皮紅肉的地瓜口感較緊實、綿密，也比較甜，適合煮稀飯。黃皮黃肉的地瓜口感較鬆軟，適合烤地瓜。黃皮紅肉的地瓜介於兩者之間，煮稀飯也不錯。此外，近年流行的紫心甘薯，肉質呈鮮紫色，含有具抗氧化功能的花青素。

以外型結實硬度高、表皮平滑無凹凸不平者為佳，如果地瓜皮上出現黑褐色斑點，可能含有毒素，千萬不要購買或食用。

馬鈴薯

購買時選擇表面平滑、形狀均勻、縐褶少，按壓硬且紮實、沒有發芽的為佳。若是表皮呈現綠色表示含有毒素，必須切除。

牛蒡

挑選外皮呈淡褐色、無裂痕、不長鬚根，質地較細嫩而不粗糙，稍帶泥土為佳。

山藥

表面凹凸不明顯，沒有裂痕和黑色斑點，鬚根少，且有重量感為佳，口感也比較好。帶有泥土的山藥，比較耐保存。有些山藥是切段販售，請不要選擇切口處變黑的山藥，表示時間放置過久，新鮮度不夠。

甜菜根

甜菜根越大，甜度越淡；挑選體型適中（以一個拳頭的大小為宜）、顏色鮮紅、紮實有硬度者為佳。帶有葉子的更新鮮，外皮帶有泥土，也比較耐保存。

芋頭

帶有泥土的，新鮮度較佳。另外要注意芋頭是否變乾，否則表面水分流失，內部會變得軟綿，中間可能出現空心。挑選體型適中，約一拳頭大小的甜度較佳。避免買到有裂痕、凸起物與空心的芋頭。

莖菜類

綠竹筍

筍身呈牛角狀，切面沒有太多纖維，筍殼光滑、顏色金黃者為宜。筍尖如果沒有帶色，比較不會有苦味。

茭白筍

外殼有赤斑花紋、筍皮潔白光滑鮮美、筍身結實挺直、筍肉脆嫩者。

蘆筍

莖比較粗、柔軟，顏色不要太深者為宜。蘆筍在採收後幾天，筍尖的苞葉會張開，所以要購買筍尖鱗片堅密的。

白蘆筍以全株潔白，形狀正直，筍尖鱗片緊密、沒有水傷者為佳；綠蘆筍以莖皮綠色、筍尖鱗片不展開、筍身粗大細嫩為佳。

洋蔥

表皮光滑完整、堅實不裂球、不長鬚根、不腐爛者為宜。請勿挑選長出綠芽的洋蔥，因為已存放過久、不新鮮。

選購時可以輕輕按壓洋蔥莖球頂端部分，如果凹陷，表示內部已變軟；如果外皮摸起來軟軟的，內部可能已發霉。

洋蔥的表皮發黑是因為外皮變乾所形成的，不需要在意，仍然新鮮可食用。

薑

嫩薑以莖白肥滿、具粉紅色鱗片為佳；粉薑以莖肥滿、表皮光滑完整為佳；老薑以沒有縐褶、腐爛者為宜；新鮮生薑應該選擇表皮光滑的，建議使用無農藥生薑。

蓮藕

表皮光滑呈淡紅色者為佳，切口如果變成褐色就表示不新鮮了。藕節短粗，越重越好；內側的孔洞要大，但不可有汙漬。

蒜頭

蒜瓣大片，潔白完整，結實堅硬者為宜，盡量挑選整顆完整的蒜頭，避免買到萌芽、枯萎或外皮呈茶色。

芽苗類

芽苗類蔬菜分兩類：芽菜類以水耕不見光的方式栽培，如苜蓿芽、綠豆芽、黃豆芽；苗菜類以土耕需見光的方式栽培，如葵花苗、豌豆苗、蕎麥苗、小麥草。

一般俗稱的豆芽菜是由綠豆、黑豆、黃豆等豆類發芽而成，萌芽時先長出根。坊間的無根豆芽有兩種，一種是所謂「銀芽」，把根部裁切掉後再販售，但裁切處常會泛黃，營養也跟著流失；另一種則是在栽培過程中添加滅根劑，這兩種都不建議食用。

近年來豆芽菜添加工業漂白劑增加賣相的黑心案件時有所聞，一般市面上「賣相」好、外觀雪白的豆芽菜，可能使用了添加劑，包括植物生長促進劑（促進發芽）、除草劑（使芽肥長根短）、殺菌劑（種子消毒防霉）、漂白劑（增加賣相）與保鮮劑（使豆芽不易腐敗）……漂白劑中的二氧化硫具有刺激性，容易造成噁心、腹痛，如果殘留量比較高的話，會誘發支氣管敏感患者的氣喘毛病或是造成過敏性腸胃炎等現象。

● 苗菜類選擇重點

葉片鮮綠質脆、氣味芳香、莖堅挺不枯萎發黃為宜。可將細嫩的苗菜浸入冷水中，然後瀝乾裝入有底洞的塑膠袋（盒），再放入冰箱冷藏，不僅不易腐爛，還會繼續生長、保持鮮活。

● 芽菜類選擇重點

無添加藥劑的豆芽，外觀不規則彎曲、比較短瘦、容易變黃；此外根鬚與芽身長度相差不多，呈自然淺褐色才是正常。浸過工業用漂白劑的豆芽菜色澤光亮，外型直長有異味。

豆芽類最好以保鮮袋或盒包好再放進冰箱冷藏保存，避免水分及維他命C流失。非豆芽類（苜蓿芽）若長短不一、斷裂或呈褐色發黏，表示品質不良。若葉子過綠或太老，則口感不佳。

葉菜類

小白菜、青江白菜

葉片完整、堅挺而不枯萎、葉綠莖白、莖葉均肥厚者為佳。

菠菜

菜葉前端呈展開狀，根與莖均短小，且根部呈鮮紅色，全株完整不萎黃，葉片厚實有彈性者較佳。

茼蒿

全株完整、色澤鮮綠，莖不要太粗，葉片勿過長及顏色過深者，比較柔嫩、口感佳。

空心菜

葉片完整、青綠色、新鮮細嫩、莖節不長鬚根。莖部較短且節較少者，較嫩且脆，口感好。

莧菜

葉片完整、莖肥厚細嫩、新鮮不枯萎；白莧菜呈翠綠、紅莧菜呈紫紅色為佳。

芹菜

挑選莖粗肉厚、枝梗挺直、色澤青翠、新鮮翠嫩、葉不枯萎變黃、未開花者。

包菜類

甘藍、結球白菜、結球萵苣

球形完整、結球緊密、底部堅硬不發黃、葉片新鮮脆嫩、不萎縮、無腐爛碰傷者。

大白菜

選擇菜球結實緊密、根部較堅硬無裂痕、葉片鮮翠，無斑點和壓碰撞傷者。

地瓜葉

宜挑選葉片較大且翠綠、無腐爛變黑或變黃者較佳，口感也較好。

油菜

全株油綠不枯黃，葉片圓圓小小、莖挺直翠綠能折斷者為佳。

小松菜

植株直立型，葉片長橢圓形，葉色嫩綠，味美質佳。

蔥

挑選蔥葉翠綠、蔥白質嫩，蔥管呈圓管狀、鬚根多且密者。蔥白越長代表土壤蓋越深，相對地也比較清甜好吃。

九層塔

乾淨葉片、新鮮翠綠無黑點，沒有萎爛和蟲咬現象，硬梗部分堅實、有彈性和光澤，而且氣味清香者為佳。

香菜

選擇粗梗、顏色鮮綠、葉片生長茂密，整株不會軟軟下垂者為佳。

山蘇

葉片深綠肥厚、葉梢幼嫩，尖端捲曲。用指甲輕壓中間的葉脈，壓得下去就表示很嫩，壓不下去就是太老。或是試著折看看，可輕鬆折斷，代表新鮮度足夠。

京都水菜

株長太長的話，口感會太硬，宜挑選株長適中、葉尖翠綠尖挺，莖部白綠、不可折斷。

花菜類

白花椰菜

花球緊實，花形成半圓球形，花球緊密，中央的莖柄為青翠綠色，有重量且無黑色斑點，莖部緊實，沒有空洞為佳。

青花椰菜

呈深綠色為佳，不要挑選前端開出黃花，否則太熟。莖部不要太粗、密實、避免空洞、要有光澤，避免選購莖部切口呈褐色或黑色者。

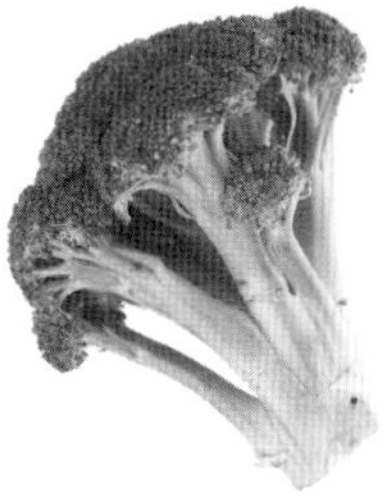

韭菜

頭部黃白、韭菜花有光澤者為佳。用手在韭菜花苞下折看看，若一折就斷代表新鮮。

金針

花苞緊密未開、花苞長，粗細均勻，自然的黃褐色為佳，避免選擇過於鮮豔或過白，可能添加了化學藥劑。

瓜果類

菜豆、豌豆

豆莢細瘦（菜豆）或扁平（豌豆）、顏色翠綠、表皮光滑、香脆細嫩、豆粒部分未明顯凸起者。

胡瓜

果形平宜完整、具重量感。胡瓜表皮青綠有白粉；苦瓜表皮光潔、瘤狀大粒且突起者。

番茄

果形完整勻稱、果皮光澤亮麗、肉質輕脆、無外傷或萎縮。果皮越紅、越熟，茄紅素含量越高，甜度也越高；星狀果蒂呈鮮綠色未脫落較為新鮮。

茄子

果形均勻潤澤，挺直不軟化、表皮色澤光亮深黑、無裂口斑點。如果切口看起來有出水，這樣的茄子就不新鮮。

青椒

外皮深綠色有光澤、蒂頭不泛黑，表面有凹槽顏色深、且末端尖者。用保鮮袋封口打孔放冰箱下，避免水氣凝結。

南瓜

形狀完整，果皮油亮具光澤、有些較綠或橙色，當瓜梗有萎縮狀時，表示內部已完全成熟，味道更好。

小黃瓜

選擇瓜身挺直硬實、有疣狀凸起的刺，用手去搓會有刺痛感，就是新鮮的小黃瓜。通常小黃瓜會從兩端開始變軟，挑選時輕輕按壓兩端，硬實即為新鮮的小黃瓜。表皮呈深綠色為佳，表面若有白色果粉，這是小黃瓜自然的果粉，可放心選擇。

絲瓜

挑選顏色濃綠，尾巴要尖，形體正直、瓜紋明顯、越重越好，有絨毛者較新鮮。

苦瓜

挑選瓜形完整，外表瘤狀明顯有硬度和飽滿感、重量感為佳，若苦瓜尾端的瘤狀顆粒變黑，就表示失去新鮮度，不宜選購。通常外觀短胖的苦瓜比較不會苦；相反的，細長的苦瓜，味道比較苦。這與新鮮度無關，可以根據自己喜好，選擇苦瓜的苦味程度。

冬瓜

選購時，切面的部分潔白，沒有腐黃才新鮮，用手指甲掐一下，皮較硬，肉質密，種子已成熟變黃褐色的的冬瓜口感比較好。

四季豆

選擇豆莢表面細膩翠綠，感覺滋潤，且豆粒不會凸出、豆莢易折斷者。

豌豆

宜選擇蒂頭完整、豆莢扁平、鮮綠細嫩、豆粒部位凸出，外表無病蟲害斑點。

毛豆

選擇帶有豆莢的毛豆，以莢形大、青翠不黃萎、豆粒部分隆起為佳。

秋葵

宜選蒂頭新鮮，顏色深綠，細毛均勻茂密，形狀整齊正常，無雜質斑點，長度約十公分為佳。

玉米

太生或太老都不好，太生的水分過多，太老的口感不佳，蛋白質成分也有差，以七、八分熟、綠葉黃褐鬚最佳。選擇時可握住外葉，稍微用力按壓，感受果粒飽滿結實為佳。

辣椒

表皮光滑不縐，硬而不軟的辣椒比較新鮮，辣味也比較溫和。

菇菌類

洋菇

菇傘緊密、無水傷或外傷、肉質肥厚細嫩者。菇面有時呈微褐是正常現象，顏色過白可能是經過漂白劑或螢光劑處理。

香菇

生鮮香菇的菇傘要厚，菇柄要短，蕈褶沒有斑點和裂隙，表面有光澤、無異味即可。乾香菇則要選擇茶色香氣濃、形狀均勻有傘柄者為佳。

金針菇

宜選菇傘肥厚、莖部乾爽不軟爛，且自然乳白色為佳。表面產生黏液就表示不新鮮。

杏鮑菇

色澤乳白，梗部肥厚堅挺，無潮濕或腐敗為佳。

白木耳

選擇耳花大而鬆散，耳肉肥厚，色澤呈白色略帶微黃，蒂頭無黑斑或雜質，朵形圓大而美觀，無異味。優質的白木耳呈乳白色或米黃色，若呈黃色，一般是下雨時採摘或受潮後烘的。

黑木耳

選擇肉厚且形體大者，越重越好、無異味。買乾品時，則以大朵、肉厚，無雜質、完整無缺者為佳。

其他類

海帶

海帶芽、海帶結、海帶串挑選顏色深綠的最新鮮。有雜質、焦褐變色或是周圍有黃白情形，都是不夠新鮮。

紫菜

挑選外觀完好、沒有洞，顏色呈烏紫或烏黑，薄而有光澤，質地脆爽而潤澤者。聞起來香氣撲鼻，放入口裡很快溶化。

水果

一般人買水果，總以為顏色越鮮豔、越大、外型越漂亮的越好。但這種外觀過於「完美」的水果，可能藏有施打催熟劑的危機！「催熟劑」吃下肚，容易引起消化道的一些症狀，如噁心、嘔吐。如果攝取劑量再多一些，可能造成肝腎以及腦部的損害。

有些長期存放或是進口的水果，需要經過藥劑的處理，才能延長存放的時間，購買水果時除了外觀之外，不妨聞聞看，如果有異常的化學藥品氣味殘留，就不宜選購。以下幾種常見水果的選購與保存要領，提供大家參考（參考資料：行政院農委會）：

芒果

自然熟成的芒果：自然生長的芒果是從底部往上（蒂頭）熟成，蒂頭果皮顏色是青綠色，底部才會偏紅黃色。果形飽滿、呈橢圓形，蒂頭附近還有輕微白色果粉，果肉纖維較少，削皮時皮、肉幾乎完全分離，蒂頭略微凹陷，仍有些微青綠色。

人工催熟的芒果：使用催熟劑的芒果，芒果是從蒂頭往下熟成，因此外觀底部是綠色，蒂頭是紅色，周圍也沒有白色的果粉；果形不夠飽滿、顆粒不大，果皮顏色異常豔紅、泛油光，且看不到白色果粉，果肉纖維較多，削皮時有很多果肉沾附在果皮上。蒂頭未凹陷、經人工催熟變成黑色。

芒果以挑選完整、豐滿，新鮮有彈性，無腐爛、壓傷者為佳，可以拿起來聞一聞，聞得到芒果散發出來的果香，表示可以食用了。如果表面出現黑色斑點，這樣的芒果可能已經熟透或已開始腐壞了。

西瓜

挑選時可以用拍打來判斷，拍打的聲音越厚實，熟度越高。如果從外觀判斷，瓜皮顏色又綠又亮，不要霧霧白白的、果梗彎曲、底部顏色越黃越美味！果臍窄密、瓜皮的直紋間隔寬橫紋密，也代表西瓜的發育成長度好，果肉甜度與口感佳。

很多果農在種植時會過度施用「膨大劑」，如果西瓜內部裂痕誇張，白籽過多，表示有此狀況。吃進這些水果會造成「荷爾蒙失調」，千萬要小心。

蘋果

果蒂要新鮮，外皮無傷痕，手彈有清脆響聲比較多汁。以富士蘋果為例，顏色不能特別紅，有些粉紅，而不是紅成一片。此外，要挑有許多紅絲的，且紅裡面有帶一些黃色，這樣的蘋果香脆、汁多香甜。還有「肚臍」較為深陷，甜度較高。

草莓

選購時以果粒完整、紅熟豔麗有光澤、無外傷、無水傷、無病蟲害，形狀以雞心型為佳，果蒂鮮嫩呈深綠色，紅裡帶點白最香甜。若是蒂頭周圍的果肉呈白色且中間有空心、形狀不規則又碩大，則是未成熟。

櫻桃

表皮無傷痕，蒂梗顏色鮮綠，果實鮮紅發亮，有彈性。

百香果

果皮表面帶有縐紋，顏色較深，果實大，帶有果香味為佳。

葡萄

整串飽滿、果粒大小均勻茂密；果粒顏色越深、果香越濃，梗部硬挺呈鮮豔的綠色且無茶色斑點為佳。葡萄表面會有白色粉末，這是自然的果粉，也是新鮮的象徵。

木瓜

果型飽滿者比呈波浪狀者為優，若從尾端看，先呈黃色，逐漸朝果柄處延伸變色，較為甜美。

木瓜也分公母，肚子大的是母的，比較甜。肚子鼓鼓的，表面斑點多，顏色剛剛發黃摸起來不是很軟的為佳，表面上有點膠質的糖膠比較甜。

如果馬上要吃的話，建議挑選黃皮木瓜，但不可太軟。若是做成木瓜排骨湯，則要購買沒有完全成熟的青皮木瓜。

香瓜

挑選時可聞香氣，香味越濃，果實越成熟。甜瓜底部有較大而明顯的圓圈狀，其果肉較紮實而香甜，圓環內圈表皮越凸出，表示果肉越甜越多汁。

香蕉

果實圓潤適中，不要選太肥大的、果皮外緣稜線要明顯、明亮飽滿。不同的香蕉熟度有不同的味道與口感。兩端帶青的香蕉，味道酸甜口感也較硬；整根呈現黃色的香蕉，甜度、香度、硬度處於適當狀態；茶色帶褐班的香蕉，是香蕉熟透的狀態，香味與甜度特別濃郁，口感綿密。可依個人喜好，選擇不同熟度的香蕉。

鳳梨

挑選大而重，上尖下寬、鱗粗、色澤從基部朝冠芽，逐漸由綠轉黃。用手拍擊有如掌摑人肉結實響聲，鳳梨芯小而硬不發霉且香氣濃郁者，甜美多汁。

檸檬

挑選呈黃綠色、沒有病斑、有彈性、香味越濃越好。新鮮檸檬手握會感覺比較硬，如果是要榨成果汁，可選擇熟一點的，比較容易榨汁。

柚子

挑選時，拿在手上有重重的感覺就是好吃多汁的柚子。柚子是中秋節的季節性水果，在採摘後要放置室溫幾天以後，等到表皮縮縐、變軟，顏色由綠轉米黃，此時甜度都集中在果肉，甜度與風味最佳。

芭樂

果形完整無病蟲害，果色呈黃綠或白綠色，肉呈白色，果實飽滿未軟化，有清脆感為佳。

奇異果

果皮呈明亮褐色，表面長滿茸毛，新鮮度較佳。若拿在手中按壓，感覺軟軟的，這樣的奇異果比較成熟，味道比較不酸；相反的，按壓覺得硬，是比較沒那麼熟，味道也較酸。熟度適中，果肉微軟有彈性，無壓傷、腐爛者為佳。

火龍果

火龍果越重，則汁越多、果肉也越豐滿，表面紅色的地方越紅越好，綠色的部分越綠越新鮮，胖圓型代表成熟，清甜而不會有生澀的味道。

柑橘類

以果形端正，顏色鮮紅、果皮光亮乾淨、果梗新鮮者為佳。

梨

挑選大小適中、握在手裡有分量。皮薄且細有光澤，肉脆多汁，無蟲咬傷或是碰撞果傷等。可以觀察果柄，如果果柄出現乾枯狀態，可能採收時間過長，已不新鮮了。

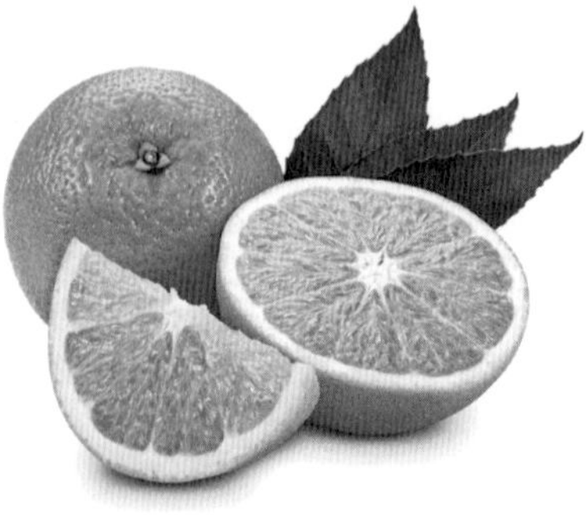

荔枝

果形圓中帶尖，果皮摸起來有刺手感為佳。盡可能連枝帶果實一起購買，保鮮期較長。如果果實表皮顏色變成深紅或咖啡色，摸起來有脆硬感，表示已不新鮮。

桃

桃子的種類很多，整體而言，果實呈現粉紅色最佳，果肉內易藏有果蟲，特別是果蒂部位的凹位，食用時要多加留意。以水蜜桃為例，如果表面長滿了絨毛，就表示是新鮮的桃子。

番茄

顏色過於鮮紅，有可能是經過催熟；果實飽滿，且沒有外傷者為佳。果蒂呈綠色無藥斑，且乾燥沒有變褐色，鮮度較佳。

過去三年被檢出農藥殘留不合格次數最高的蔬果Top10

排名	名稱	檢驗出超標的殘留農藥	對於健康的影響
No.1	菜豆（包含敏豆、醜豆、粉豆、長豆）	嘉保信、加保扶、芬普尼等	嘉保信是一種殺菌劑，毒性較低，目前尚無研究證明有致癌性。
No.2	豌豆莢（含荷蘭豆、甜豆莢等圓豆與扁豆）	亞滅培、芬普尼、四氯異苯腈、達滅芬等	四氯異苯腈毒性高，屬極可能致癌物，長期食用恐引起胃癌、腎癌。
No.3	甜椒（彩椒）	芬普尼、達滅芬、待克利等	芬普尼是一種殺菌劑，長期暴露之下會傷腎、傷肝，並導致甲狀腺腫瘤。
No.4	小黃瓜	亞滅培、加保扶、克派凡等	加保扶俗稱「好年冬」，會被作物根部吸收，無法洗淨，傷害肝腎、神經與生殖系統，美國已禁用。

No.5	萵苣（含A菜、大陸妹、油麥菜、蘿美）	亞滅培、得克利、百利普等	亞滅培是一種新尼古丁類的新型殺多劑農藥，會刺激神經。
No.6	青江菜	佈飛松、賽滅寧、巴克素、福瑞松	佈飛松屬於有機磷農藥，具神經毒性，會導致兒童過動及注意力不集中，成人出現焦慮現象。
No.7	小白菜	賽滅寧、達滅芬、佈飛松、貝芬替等	賽滅寧屬除蟲菊精的一種，雖是低毒性，但對動物仍具肺腫瘤的致癌風險。
No.8	青椒	賓克隆、達滅芬、亞滅培等	賓克隆為殺菌劑，低毒性。
No.9	番茄	賓克隆、百利普芬、護汰寧等	百利普芬為一種殺蟲劑，具神經毒性。
No.10	油菜（小松菜）	佈飛松、得克利、待克利等	得克是殺菌劑，為環境荷爾蒙，可能致癌。

資料來源：各縣市衛生局過去三年，每月對蔬果農藥殘抽檢資料。

無農藥殘留之虞的蔬果Top10

排名	蔬果名	過去三年被檢出農藥殘留不合格次數	特性	營養成分
No.1	洋蔥	0	具特殊氣味，蟲子不喜歡，農藥問題較少，但要注意化肥問題。	富含有機硫化物，有助控制血糖。
No.2	地瓜葉	1	抵抗力好，容易栽種，價格平穩，農藥使用少。	含鐵、鉀、鈣等礦物質，以及可改善腸道功能的膳食纖維。
No.3	紅蘿蔔	1	根莖類蔬果食用部位，較少與農藥接觸。	富含β胡蘿蔔素，抗衰老、抗氧化。
No.4	紅杏菜	1	生長期不到一個月，較少病蟲害。	含豐富鐵質與鈣質。

No.5	大蒜苗	1	含辣素，較不易生病或遭蟲害。	具殺菌、抑菌能力，硫胺素可抗流感、腸炎。
No.6	南瓜	1	容易栽種、病蟲害問題少、價格平穩。	豐富維生素E，促進血液循環。
No.7	毛豆	1	價格平穩，並可做成冷凍食品，較無搶種、搶收問題，故農藥殘留問題少。	是蔬果中唯一含有完全蛋白質的植物。
No.8	桶柑	1	環境適應力強，對柑桔類常見的潰瘍抵抗性較佳。	富含維他命C、酵素、礦物質及果膠，幫助降低膽固醇。
No.9	紅鳳菜	2	病蟲害少，生機飲食中最夯的蔬菜之一。	含有大量磷、鐵及其他礦物質。
No.10	皇宮菜	2	抵抗性強，病蟲害較少，較不用噴灑農藥。	蛋白質與鐵含量多，多醣體成分具防癌效果。

資料來源：二〇一〇年至二〇一二年十月，衛生署食品藥物管理局蔬果農藥殘留抽檢報告，並綜合專家意見。

12種最「乾淨」蔬果

排名	蔬果名	農藥殘留未過量原因
1	洋蔥	特殊氣味昆蟲不喜歡靠近，須剝皮才能食用。
2	甜玉米	農藥殘留在外皮上。
3	鳳梨	生長期前半段噴農藥，收穫期殘留少，而且都在外皮。
4	酪梨	大部分農藥堆積在果皮上，須去皮才能食用。
5	高麗菜	雖然噴灑不少農藥，但銷售前，殘留農藥的外層菜葉已摘掉。
6	甜豌豆	受到豆莢保護。
7	蘆筍	生長期快，較不容易受昆蟲攻擊。
8	芒果	須去皮才能食用。
9	茄子	光滑的外皮，農藥容易脱落。
10	奇異果	具有天敵，能防禦害蟲。
11	哈密瓜	須去皮才能食用。
12	地瓜	具有自我防禦機制。

12種最「髒」蔬果

排名	蔬果名	農藥殘留過量原因
1	蘋果	容易受到昆蟲與疾病侵擾，為了使果實看起來完美無缺，採收後還需要進行殺菌、防霉處理。
2	芹菜	在多風多雨、秋、冬季收成，芹菜莖更容易受細菌感染。
3	甜椒	沒有像青椒般苦澀的汁液，作為驅蟲劑。
4	桃子	果實香甜多汁，更容易吸引昆蟲。
5	草莓	容易生病，保存不易，需要進行防霉與殺菌處理。
6	油桃	果實沒有絨毛，容易受到害蟲攻擊。
7	葡萄	皮薄，容易受到農藥殘留汙染。
8	菠菜	蟲喜愛吃嫩葉，葉柄最容易殘留農藥。
9	萵苣	土壤太潮濕時，易受真菌感染腐爛，故使用較多殺菌劑。
10	小黃瓜	病蟲害問題多，至少每週須噴一次農藥。
11	藍莓	皮薄，容易受到農藥汙染。
12	馬鈴薯	生長過程中至少須噴五次農藥，收穫後還得噴藥，防止霉菌與發芽。

資料來源：二〇一二年美國消費者保護團體報告。

蔬菜產季

1～12月	甘藍菜、大芥菜、蕹菜、地瓜葉、節球白菜、小白菜、韭菜、胡瓜、蘿蔔、菜豆
2～5月	洋蔥、牛蒡
2～12月	冬瓜
3～11月	蘆筍、絲瓜
3～12月	苦瓜、莧菜
4～10月	麻竹筍、龍鬚菜、金針
4～11月	茄子、生薑
7～9月	玉米
10～5月	花椰菜
10～6月	芹菜
10～12月	活水菱角
11～5月	胡蘿蔔、芋頭
11～9月	甜椒
12～3月	洋菇、青花菜、洋蔥、茄子
12～4月	馬鈴薯、番茄

水果產季

1～2月	楊桃、葡萄柚、洋香瓜、茂谷柑
2～3月	蓮霧、桶柑
3～4月	枇杷、梅子
4～5月	李子、櫻桃
5月	桃子、桑椹
5～6月	鳳梨、西瓜
6～7月	荔枝、芒果
6～9月	葡萄、火龍果
6～12月	百香果（夏季尤其盛產）
7～8月	梨子、洋香瓜
8月	龍眼、高接梨
8～9月	番石榴、柿、酪梨
9～10月	文旦、香蕉
9～12月	橘子、釋迦
10～11月	木瓜、葡萄柚
11～1月	柳橙、椪柑、甜柿
12～1月	番茄、枇杷
12～3月	棗子

如何選購，減少農藥汙染

❶購買對病蟲抵抗力較強的蔬菜：栽種時不需大量施用農藥比較安全，像是地瓜葉、紅（白）杏菜、紅（白）鳳菜、韭菜、川七等。

❷購買帶有特殊氣味的蔬菜：蟲兒不愛吃或不會接近，當然不需大量用藥，像是洋蔥、大蒜、蔥、九層塔等。

❸購買需去皮才能食用的蔬菜：經過去皮的手續，可以除去絕大部分的農藥殘留，像是竹筍、馬鈴薯、甘藷、芋頭、冬瓜、蘿蔔等。

❹避免購買連續採收的農作物：連續採收作物如豌豆、青椒、四季豆、小黃瓜、番茄、葡萄、草莓等，因採收期長，為了預防部分未成熟的作物遭到蟲害，必須持續噴灑農藥，所以有較多農藥殘留的可能。

❺購買當季當令的蔬果：非當令的蔬果因為在不適合的環境及氣候條件下生長不易，需靠大量農藥及肥料來維持生長、增加收成。

❻避免購買搶收搶種的蔬果：颱風或豪雨來前搶收的蔬果，或因市場價格較好提前搶收上市的蔬果，容易忽略安全採收期，農藥殘留問題較多。

肉類

豬肉

●顏色

新鮮的豬肉呈淡紅或者鮮紅色；相反的，則是深紅色或者紫紅色。新鮮的豬肉脂肪層厚度適宜，且為白色，若是黃膘色則已變質。

●味道

正常的肉解凍後無異味。

●彈性

若用指壓凹陷立即復原，表示肉質有彈性。新鮮的肉表面摸起來微濕，但不會黏手。

雞肉

雞肉和牛肉、豬肉不同，它的油脂和肌肉是分開的。雞腿肉脂肪不多，是最能品嘗到雞肉美味的部分。雞翅周圍有大量的油脂，膠質含量比較豐富。

超市裡買的雞肉大部分都是飼料雞，肉質肥厚，而在山林間養的雞活動量大，肌肉結實且骨骼粗壯。

蛋類

健康的蛋殼表面比較均勻光滑不易破碎，拿起來有重量。由於蛋殼上有毛細孔，因此表面上若有殘留雞屎或其他汙物要清除，以免細菌透過毛細孔進入到蛋液中。

雞蛋打開後分成三層：蛋黃、果凍狀的蛋白、液狀的蛋清，蛋黃外層是一層透明的薄膜，即使用牙籤或筷子戳，都不會使整顆蛋黃破掉，如果蛋殼很容易破裂，或是一將蛋打入容器中蛋黃就破開，表示已經不新鮮，最好不要食用。

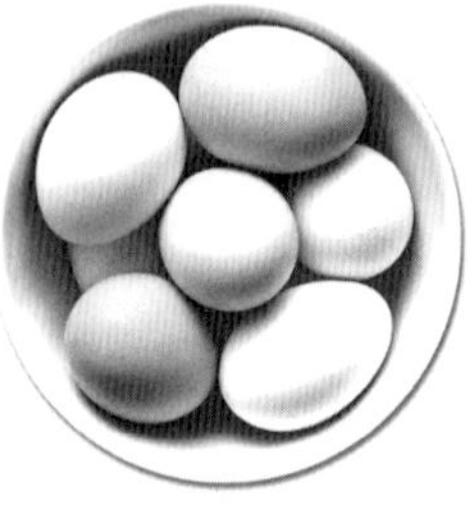

目前市面上的雞蛋分為紅殼蛋及白殼蛋，許多消費者以為紅殼蛋是土雞產的、比較營養，因而成為市場上主流，甚至還有養雞場利用特殊飼料配方，製造出其他顏色的雞蛋，想要賣得好價錢。事實上，這兩種蛋只是品種不同，和營養成分無關。

如果蛋黃的顏色過濃，有可能是雞農在飼料中加入色素的結果。一般來說，飼料中加入胡蘿蔔素，蛋黃顏色較紅，若雞吃的是一般玉米飼料，蛋黃就是黃色，因此如果蛋黃顏色過深就要特別注意。

雞蛋存放越久，水分會逐漸流失，使得雞蛋內空氣增加，氣室變大，重量相對地也變得越輕。有個判斷雞蛋新不新鮮的方法是將雞蛋放入水中，如果雞蛋完全沉在水底，就代表是新鮮的；不新鮮的蛋，由於氣室變大，空氣含量增加，會垂直地沉在杯底。

乾貨類

金針

金針曬乾之後的顏色是黑黃褐色，賣相很差！因為怕消費者不喜歡，所以部分不肖業者使用二氧化硫來變色，讓金針呈現出金黃色。

不只是金針，蝦米、葡萄乾等乾貨在處理時往往也會添加二氧化硫或是亞硫酸鹽，在選購時要注意。

香菇

以香味濃、傘大肉厚、傘緣內捲且傘狀完整者為佳；進口花菇則是傘圓且星芒完整清楚較好。避免有潮濕或霉味，以免買到劣質貨。

蝦米

應挑選較乾者。此外，冬蝦因為體形較大，應選去頭尾和蝦皮，且重量較輕者，而黃色小蝦米因為體形小，多為全蝦，選擇雜質少者為佳。

干貝

選購注意顏色為土黃色，不能轉黑或轉白，形狀盡量完整，不要有明顯的裂縫。

米

米飯是供給人體熱量的主要來源，含有醣質、蛋白質、維生素以及礦物質。飯要煮得好吃，就要選用新鮮的米，一旦米的存放時間過久，不但米香消失，還會出現舊米的臭味。建議一次購買量不要太多，以一星期吃得完的量為宜。

胚芽米容易變質，要注意製造日期，開封後放在陰涼乾燥的地方。最好的保存方式是密封之後放在冰箱。

米飯百百種，口感大不同

名稱	外型	成品
粳米（蓬萊米）	透明，米粒粗而圓短、橫段面近橢圓形，黏性強。	米飯、粥、壽司、一般米食
秈米（在來米）	黏性不強、鬆散、較硬，且無光澤，部分品種有香味。	米粉、菜頭粿、粄條
糯米（長糯米、圓糯米）	形狀有短圓或細長，濕軟且黏，光澤佳。圓糯有甜膩味，長糯有類似在來米之清香味，再加上較淡之甜膩味。	油飯、肉粽、米糕、麻糬、年糕

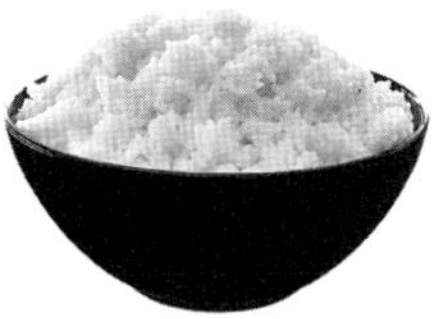

如何分辨新米、舊米？

新米跟舊米最大的不同在於「保水度」。另外，還可以從以下三方面來分辨：

■**外觀**：新鮮的白米米粒完整，顏色純白，且有光澤與透明感；舊米米粒發黃，碎米粒與雜物多，透明度低，米粒也無光澤。

■**氣味**：新米帶有淡淡稻米香，舊米則常有霉味及異味產生。

■**口感**：舊米煮成的米飯吃起來較硬，缺乏黏性。

雜糧類

豆類的選購以顆粒完整，大小均勻、飽滿富有光澤、味道清香，無破損及蟲蛀現象者為佳。

紅豆要注意外皮，顏色深紅較好。薏仁以顆粒完整、大小均勻為佳；蓮子除了顆粒的完整飽滿度之外，還要帶有清香，顏色則以呈象牙黃為佳。

善加清洗、保存食材，常保新鮮與美味

肉類的保存

避免肉品交叉汙染

肉品買回家後，不要急著馬上放到冰箱，建議先分門別類包裝好，再放入冷凍庫或冷藏室保存。

包裝時砧板上盡量避免同時放魚跟肉，以避免互相汙染。清理完一批食材之後，馬上清洗砧板，並且用乾淨的布或是廚房用紙擦乾，再處理下一批食材。

正確的保存才能真正保鮮

一般家庭用冰箱的冷凍庫溫度大概維持在-12℃～-18℃，在這樣的環境下，大部分的微生物都會停止活動，但有些耐低溫的微生物依舊活躍，因此不要以為食物放入冷凍庫就不會腐壞。如果購買肉品的時候就已經知道要如何料理，建議先煮熟再放進冷凍庫，牛肉也可以先汆燙之後再保存，一方面延長保鮮期限，另一方面因為生肉中的水分在汆燙的時候就已經釋出，避免水分因冷凍而影響口感。

此外，最好在包裝上標示日期，依日期先後順序擺放，才不會因為堆在冰箱角落忘記拿出來料理，最後只好丟掉，造成浪費。

如何將肉品快速解凍？

冷凍豬肉、牛肉買回家後必須解凍後再烹調。最好的方式是放在水裡退冰，如果能用流動的水退冰更好。但不要直接把肉品放入熱水中解凍，高溫會加速營養物質的流失，最好用保鮮袋包覆好，一來避免肉類中的養分被水帶走，二來是水中有細菌，可能有衛生上的問題。

常見食物保鮮期

註：食物新鮮且未經削皮、切塊處理

	常溫（儲藏櫃）	冷藏	冷凍
蘋果	一到三星期	一到兩個月	八到十二個月
香蕉	二到七天	五到九天	兩到三個月
香瓜	放到熟	一星期	八到十二星期
葡萄	三到五天	七到十天	三到五個月
檸檬	二到四星期	一到兩個月	三到四個月
桃子	放到熟	二到五天	八到十二星期
草莓	一到兩天	五到七天	六到八個月
花椰菜	兩天	七到十四天	八到十二個月
紅蘿蔔	四到七天	四到五星期	八到十二個月
小黃瓜	一到三天	一星期	八到十二個月
四季豆	一天，不建議	一星期	八到十二個月
萵苣	一天，不建議	一星期	不能冷凍
馬鈴薯	一個月	三到四個月	八個月

番茄	十二到十八個月	兩星期	八到十二個月
奶油	十天	一到三個月	六到九個月
硬起司	一到三個月	二到四個月	六到八個月
軟起司	少於4個小時	二到四個月	六到八個月
雞蛋	幾個小時	三到四星期	不能冷凍
牛奶	幾個小時	五到七天	一個月
優格	幾個小時	二到三星期	一個月
培根	兩小時	兩星期	四個月
雞肉	兩小時	一到兩天	一年
魚肉	兩小時	一到兩天	六到九個月
火腿	兩小時	一星期	六到八個月
牛肉	兩小時	一星期	六到八個月
麵包	五到七天	一到兩星期	兩到三個月
蜂蜜	永久	永久，但不建議冷藏	永久
番茄醬	一年	一年	不能冷凍
沙拉醬（美乃滋）	兩到三個月	一年，已開封兩個月	不能冷凍

雞蛋的保存

某次演講時，有個主婦問了我一個有趣的問題：「雞蛋買回來，到底需不需要清洗？」答案是不用的。若是清洗的話，蛋殼表面的細菌可能因為潮濕而滲入蛋裡。

- 如果買的是洗選蛋，整盒放入冰箱；如果不是的話，可用乾淨的布將蛋殼表面的灰塵擦拭乾淨，再放入冰箱中。冰箱中放置雞蛋的位置最好是獨立的，以免與其他食物交互汙染。一般來說，雞蛋的保存期間約十到十五天左右。
- 冷藏過的蛋殼表面遇熱會凝結小水滴，容易附著細菌，所以一旦將雞蛋從冰箱中取出後就不要再放入，否則細菌會繼續繁殖，使雞蛋腐壞。
- 在擺放雞蛋時，要直立存放。圓的一端朝上，尖的部分朝下。

蔬菜的保存

適合直立式置放的蔬菜

有花蕾、莖尖的莖類蔬菜或是葉菜類，這類蔬菜的生長方向與地面垂直，以直立式擺放保存為佳。而像蘆筍、芥藍等等莖類蔬菜，採收之後還會繼續生長或開花，如果採收之後平放，五到七天之後頂部會逐漸彎曲，影響外觀。

葉菜類先用白報紙或牛皮紙包起來，直立放在冰箱的門側，讓它回到原始的生長狀態，可以保存更久喔！

適合倒置或橫放的蔬菜

結球葉菜類需要倒著放的原因，在於盡量不要讓菜的根部接觸地面。這類菜種有大白菜、結球甘藍、結球萵苣和包心芥菜，它們外層的葉片耐寒、耐碰撞，可保護菜心，因此儘管葉子受傷或變黃，只要撕掉留下完好的菜葉食用即可。

根莖類蔬菜

白蘿蔔

先將葉片與根部切開再放入冰箱存放，否則根部的營養會被葉子吸收。

馬鈴薯

放在陰涼處存放，不需冷藏。要注意的是，不要弄濕表皮，否則很容易讓馬鈴薯長芽。馬鈴薯芽本身具有毒性，不可食用。可與蘋果一起放在陰涼的地方保存，蘋果會釋放一種乙烯氣體使其他蔬果老化，抑制馬鈴薯發芽。

牛蒡

帶有泥土的牛蒡，用濕的紙巾包好放置陰涼處，靠牆壁斜放於地面，容易保鮮。牛蒡清洗過後，應裝入塑膠袋，放置冰箱冷藏。

蘆筍

將蘆筍以吸滿水的紙巾將根部包裹，再用保鮮膜緊密包好，以直立方式放入冰箱冷藏，約可保存十天。使用時再清洗去皮即可。

洋蔥

洋蔥耐存放，將洋蔥裝在網袋或乾淨的絲襪中，吊掛在通風乾燥處便能妥善保存。

豆芽

最好以保鮮袋包好再冷藏保存，可以保持繼續生長，避免水分及維他命C流失。

小白菜、青江白菜

先將葉片噴濕，用白報紙包起來，根部朝下，以直立方式儲存，放入冰箱，可延長保存時間。

菠菜

清洗後將水分瀝乾，用紙巾包起來，裝入塑膠袋中，根部朝下，放入冰箱。

茼蒿

清洗後裝入塑膠袋中，放入冰箱最下層的蔬果室。因久放會變黃，可以先汆燙過，再放入冰箱的冷凍庫，能保存三天左右。

空心菜

置於通風處約可存放一天。若想延長保鮮期，先用報紙包覆，再放入冰箱，可避免水分流失，約可存放兩到三天。

莧菜

已去除根部的莧菜用白報紙包覆冷藏，可保存約兩天。若想保存久一點，可買根部未除去的莧菜。

芹菜

將芹菜去除葉片前可以將根部泡水五到十分鐘後，放入塑膠袋再置於冰箱冷藏，較易保水保鮮。

大白菜

以白報紙包裹放置於陰涼處，約可保存一個星期。若以塑膠袋密封冷藏，約可保存兩個星期。

地瓜葉

採收後，農民會將賣相佳的地瓜葉用水稍微洗過，去除表面汙泥，因此保存前須先將地瓜葉放入塑膠袋，再向塑膠袋中吹氣，讓帶水氣的葉片不重疊，避免變黑、變爛，之後再放入冰箱冷藏，約可存放一週。

油菜

將全株噴濕，裝入塑膠袋，根部朝下，放進冰箱的蔬果室。油菜容易變黃，所以要盡快食用，烹煮前只要將根部泡入冷水，就會恢復原來的鮮嫩。

小松菜

將全株噴濕，裝入塑膠袋，根部朝下放進冰箱的蔬果室，可保存兩到三天。

白花椰菜

先用清水洗乾淨，再將發黃、發黑的部分削除，接著將花椰菜切成小朵，稍微燙過，撈起瀝乾放涼，用保鮮袋包好，放進冷凍庫保存。

韭菜

用紙巾或白報紙包住後放入冰箱冷藏，可保存兩到三天。

茄子

茄子用保鮮袋裝起來放冷藏室可放三到七天。

南瓜

表皮乾燥堅實，放在常溫陰涼處存放即可。但是，切開的南瓜一定要先刮去南瓜種子，再用保鮮膜包放保存在冰箱。

小黃瓜

保存前須先將表皮的水分擦乾，放入密封保鮮袋中，袋口封好後冷藏即可。

絲瓜

絲瓜不削皮保存約一週左右。可用牛皮紙包起來或裝入牛皮信封袋中放進冰箱，以免水分流失。

冬瓜

整顆未切的冬瓜放在沒有陽光的乾燥處，瓜下放草墊或木板，可保存四到五個月。

四季豆

四季豆容易乾燥，要裝在保鮮袋中，放入冰箱冷藏室保存。

毛豆

將剝好的毛豆煮熟放在冷凍庫大約可存放一年。若是完整的毛豆，則可以用塑膠袋包起來放於冰箱。

秋葵

以塑膠袋包裝置於冰箱冷藏室，可冷藏三到五天。

玉米

保存時，剝去外層的苞片，留下三層玉米的苞片不必摘掉玉米鬚，也不用清洗，放入保鮮袋中，再放入冰箱冷藏。

辣椒

將辣椒洗淨後擦乾，以塑膠袋裝可保存一到兩個月，也可乾燥保存。但是台灣濕度高，容易受潮發霉。

香菇

生鮮香菇可直接放冰箱冷藏，切勿先洗淨切片，否則生香菇容易變黑壞掉。如果是乾香菇，買回來後將袋子封好，放於通風乾燥處即可。

金針菇

用過濾水沖洗菌褶內的木屑或砂粒，濾乾後以乾布或紙巾吸水，放在保鮮盒內放進冰箱冷藏。

白木耳

白木耳要放在通風、透氣、乾燥、涼爽的地方，避免陽光長時間的照射。由於白木耳質地較脆，應減少翻動、輕拿輕放，不要壓重物。

黑木耳

黑木耳要放在通風、透氣、乾燥、涼爽的地方，避免陽光長時間的照射。

紫菜

紫菜容易返潮變質，應將其裝入黑色食品袋並置於低溫乾燥處，或放入冰箱中保存。

錯誤洗菜法大公開

■加鹽洗菜：研究發現，用鹽水洗菜，將使蔬菜上農藥殘留更加嚴重。因為不能掌握鹽水濃度，用過濃的鹽水清洗蔬果，在滲透壓過高的情況之下會使農藥更不容易釋於水中，留在菜葉或果皮上。

■合成清潔劑清洗：有二度農藥殘留的可能，應選擇合格安全的蔬果清潔劑。

■先切塊再洗：擴大蔬菜表面被細菌、農藥汙染的機會。

■延長浸泡時間：浸泡超過半小時，容易使營養素流失。

水果的保存

除了買回時已經熟透，大多可以先置放在室溫下兩到五天不等，但水果放置一起有互相催熟的效果，因此使用菜籃的話最好與蔬菜分開保存。一次不要購買太多種類的水果，以免水果腐壞喔！

草莓

水洗時果蒂要保留，不要觸摸，可放入冰箱冷藏，要吃的時候才清洗。由於草莓容易受損腐壞，要盡快吃完。吃不完的，可以做成果醬。

櫻桃

用塑膠袋包裝起來再放冷藏室存放。

百香果

將買來的百香果放置在室溫通風處即可保存。

葡萄

買回來的葡萄要先去除受傷的，再用有戳洞的塑膠袋包好，放入冰箱冷藏。

木瓜

木瓜可放在室內陰涼處即可，不宜長時間擺在冰箱冷藏，否則果皮易起斑點或變褐黑色，影響食用品質。

香瓜

較熟的香瓜，買回家後可直接冷藏；未成熟的可放在室溫下催熟。甜瓜的頭部和底部都較薄，壓久了容易壞，所以放置時應將香瓜側放。

芒果

在室溫下放到成熟之後再置於冰箱冷藏可儲存三天。

香蕉

可放於室溫下，使用報紙包裹儲存，直至熟透。如果放在冰箱，會失去香蕉的香味，甚至腐爛。

檸檬

用戳有洞的塑膠袋包好，放置冰箱冷藏。若是已切過的，則要用保鮮膜密封，才放進冰箱。

柚子

放置於通風處約可存放兩個月左右，放越久越好吃。

芭樂

芭樂在低溫下最久可保存一個月。

火龍果

放陰涼通風處即可。如果要讓它保存更久，建議放在冰箱的冷藏室。

蔬果農藥OUT清洗法

清水沖洗法

農藥分成脂溶性、水溶性，將蔬菜用流動的清水至少沖洗三到五遍，然後放在清水中浸泡十到十五分鐘，再用清水沖洗，可以清除殘留的水溶性農藥。

溫水沖洗法

綠色葉菜類是最容易殘留硝酸鹽的農作物。研究發現將一斤菜葉菜類浸泡於五到八公升溫水中十分鐘（水溫約42-50℃），蔬菜的硝酸鹽可以去除百分之五十以上。

去皮切除法

蔬果表面有蠟質，很容易吸附農藥，因此建議先去皮再食用。農藥大多殘留於蔬果表面、葉柄匯集處或凹陷處，除去外皮就已減少接觸農藥的機會。

鹼洗法

脂溶性農藥不溶於水，很難用水徹底清洗乾淨。小蘇打粉、鹼粉、冰鹼等鹼性物質，能幫助去除脂溶性農藥。

先在水中放上一小勺鹼粉或冰鹼，攪拌均勻後再放入蔬菜浸泡五到十分鐘，然後把鹼水倒出，接著用清水漂洗乾淨。

如果沒有鹼粉或冰鹼，可用小蘇打代替，小蘇打粉和水以一比二十的比例稀釋清洗蔬果，但延長浸泡時間，一般需十到十五分鐘左右。

儲藏法

一些容易保存的蔬果，經過一定時間的存放，農藥會在空氣中揮發，減少農藥殘留量。例如洋蔥、南瓜、胡蘿蔔、木瓜等，可放置在室溫下兩到三天，千萬不可直接放入冰箱。

陽光曝曬法

根據研究，蔬菜、水果在陽光下照射五分鐘，有機氯、有機汞農藥的殘留量損耗達百分之六十。像胡蘿蔔放置在日光下，紫外線可破壞及分解農藥的化學結構，減少原來的毒性，且氣溫越高，農藥揮發越快。

加熱汆燙法

高溫除了有殺菌功效外，多數農藥也會被揮發、分解掉。尤其是易施打系統性農藥的作物，完全洗淨後最好切絲汆燙一分鐘左右，讓表皮下的農藥溶解出來。記得汆燙後的菜湯含有農藥，不要食用，且加熱時最好打開鍋蓋，讓農藥隨著蒸氣揮發。

用蔬果環保酵素清潔劑或天然蔬果專用洗潔精洗滌

用環保酵素清潔劑加水三十倍，浸泡十五到三十分鐘，或天然蔬果專用洗潔精清洗一次，亦可使用黃豆粉、茶籽粉來搓洗，再用清水沖洗一到兩遍，可去除蔬菜上的病菌、蟲卵和殘留的農藥。

常見蔬果清洗方式

類別	蔬果	清洗方式
大型葉菜	包心菜、甘藍等	先去除外葉，再將每片葉片分別剝開，浸泡數分鐘後，以流動的清水仔細沖洗。
小型葉菜	小白菜、青江菜、茼蒿、油菜等	先將根處切除約一公分長，去除腐葉，再一片片剝開後泡在水中，以流動的清水仔細沖洗(特別注意接近根蒂部分的清洗)。
十字花科菜	花椰菜及青花菜	浸泡清洗後，切成烹煮的大小，最後再沖洗一次。
根莖菜	蘿蔔、馬鈴薯或菜心類	用軟毛刷直接在水龍頭下以流動的清水刷洗後，再去皮。
表面平滑蔬菜	黃瓜、番茄、豆類等	如須連皮食用，可用軟毛刷以流動的清水輕輕刷洗。
表面不平滑蔬菜	苦瓜、小黃瓜、青椒等	清洗時，用軟毛刷輕輕刷洗，而青椒可切除果蒂再清洗。
連續採收的蔬菜	菜豆、豌豆、四季豆、韮菜花、胡瓜、小黃瓜、芥藍等	由於農藥殘留較多，最好用手輕輕搓洗，並多清洗幾次。
小顆粒水果及中型水果	葡萄、櫻桃、草莓、桃子、李子、梨、蘋果等	以軟毛刷刷洗，浸泡時間加長至十分鐘以上，但勿超過半小時。 草莓先在水龍頭下用清水沖一遍，浸泡五到十分鐘後，再以流動的清水逐顆沖洗。
去皮類的水果	荔枝、柑橘、木瓜、香蕉等	以軟毛刷在流動的清水中輕輕刷洗，再去皮食用。

資料來源：有機農業全球資訊網

辛香類食材的保存

辛香類食材的特性是可久放，因此主婦們會一次多買放在廚房隨時取用。洋蔥、蒜頭、紅蔥頭等結球類辛香料，以及香菜、蔥、蒜苗、薑、辣椒等辛香料，買回家後不須馬上清洗，置放在開放式層架上。辣椒、大蒜等切開或剝開後，建議可在廚房檯面上找個取用方便的地方，用小保鮮盒裝放，以利料理時取用，注意乾燥通風。

蔥

盡量讓蔥帶有泥土，存放陰涼通風處，保存時間才能持久。

九層塔

盡量擦乾置於乾燥通風處。不要水洗，用廚房紙巾或白報紙攤在上面輕輕捲起來，放入保鮮盒，置於冰箱蔬果冷藏室。

香菜

將帶根的香菜捆成小捆，外包一層紙巾裝入塑膠袋中，菜根朝上，置於陰涼處，可使菜葉在七到十天內鮮嫩如初。

薑

薑怕冷怕乾燥，不適合冷藏保存，容易使水分流失，放在通風處保存即可。切片的薑，必須用保鮮盒或濕的白紙包起來後再放入冰箱。

蒜頭

將蒜頭放進網袋，吊掛在室內通風陰涼處，可保存一到兩個月。

乾貨的保存與清洗

乾貨中的二氧化硫或是亞硫酸鹽類皆為水溶性，因此在烹煮前，最好先經過清水洗，然後經過高溫加熱使這些化學藥物揮發，所以烹煮這類食材時，最好不要加鍋蓋。

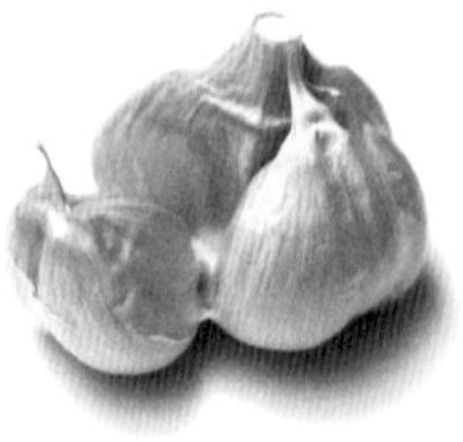

此外，在料理香菇、金針、蝦米等乾貨時，先用熱水浸泡三十分鐘，冷水則為五十分鐘，讓二氧化硫溶解、揮發。泡過的水必須倒掉，不可用來烹煮食材。

如果擔心購買的金針含有過量亞硫酸鹽，可以先用清水多沖洗幾次。封口後置於陰涼處保存。

醃漬與發酵食品

蜜餞、醬菜、榨菜、泡菜、酸筍、皮蛋是常見的醃漬發酵食品，可以在室溫下保存。開封前，不妨擺放在櫥櫃或餐櫃的下方；但一經開封後，需要置放冰箱冷藏保存，並在七到十天內食用完畢。

調味料

一般家庭會使用的調味料包括醋、醬油、糖、鹽等，建議排列置放置物籃或置物盒，再放進開放式的櫥櫃或層板上，否則烹調時拿取不便。糖、鹽若為一包一包的包裝，建議分次倒進調味盒裡。

要注意的是，若住家室內容易潮濕，豆瓣醬、甜辣醬開封後放置冰箱內為佳；而胡椒等香料類則要注意置放地點必須保持乾燥通風，避免受潮。

麵粉、太白粉、炸粉等調味料容易受潮，建議準備密封效果好的密封罐來置放。

漁貨海鮮的清洗與保存

懂得挑選新鮮水產品固然重要，清洗與保存也是不容忽視的工作，否則好不容易花了時間與金錢買回「尚青」的漁貨，如果因為處理不當使得美味大打折扣，那就太可惜了！處理完海鮮後，也要記得洗手，以免食物中毒。

魚類

一般來說，買魚時老闆就會幫忙處理好，回家後只要將沒有刮乾淨的魚鱗與鰓用水清洗乾淨即可。但魚類的保鮮部分就需要多花一點心思了！例如去市場買菜時，海鮮類最後再買，回家後盡快處理清洗乾淨，然後放入冰箱冷藏。如果當天不烹煮的話，必須放入冷凍庫保存，才能維持魚肉的新鮮。

蝦類

買回家後，除了清洗可能附著在蝦殼上的硼砂或是漂白水之外，如果要做成蝦仁，建議先挑出腸泥，再剝蝦殼，比較能夠保留蝦的美味。

軟體動物

清洗花枝、透抽、小卷時先取出頭足，然後將墨囊、軟骨與內臟一一清除，軟骨內臟與吸盤也可以用剪刀剪掉。至於外膜與體內的軟骨，有時為了防止水煮時肉質收縮或是鮮味流失，可以在燙熟之後再將軟骨去除。內臟中的沙粒與汙物要整條取出後清洗，如果這些汙物已經外漏，外膜先行去除較佳。

螃蟹

清洗之前將螃蟹放進一盆冰水中或冰箱冷凍庫中將它凍昏，約十分鐘就可輕鬆處理。方法是先壓住螃蟹的背殼使其固定，再將二個大螯剪下，然後打開臍蓋並剪斷丟棄，接著翻開背蓋，將背蓋內的沙囊清除乾淨，兩側的鰓與口器也要完全剪乾淨，並將外殼及蟹腳刷洗乾淨。

螃蟹雖然沒有腸子，但與蝦子一樣有細腸泥藏在腹中，要仔細剔除，同時用刷子將卡在殼縫的沙粒刷出，再用清水浸洗乾淨。此外，如果沒有立即食用，清洗完後立刻放入冰箱冷藏盡快烹煮食用，不可久放，才能讓鮮味不流失。

帶殼貝蛤

用五杯水加入一小匙的鹽，再把貝蛤浸泡其中約三到五個小時，就可以讓貝蛤把沙吐乾淨。再將沾在外殼上的細沙刷淨。

蚵仔

用太白粉或麵粉搓洗掉體肉上的汙物再沖洗乾淨。如果不急著吃，務必先煮熟後再放入冰箱冷藏（凍）保存。

油品的保存

很多人都會把油罐擺在瓦斯爐附近，其實不妥。由於爐火的高溫會讓油罐裡的油氧化，塑膠瓶裝的透明油類最好分裝在玻璃瓶裡，用鋁箔紙包覆油罐來隔絕高溫，放置於陰涼處。用深色玻璃瓶裝的油，如亞麻仁油、橄欖油，最好放在冰箱中冷藏。尤其天然冷壓的油品容易變質，放在冰箱裡保存較好。

白米的保存與清洗

稻米採收後一般會存放在室溫15℃的米倉中，買回來的米，如果開封後不能在短期內食用完畢，最好能密封，並放在冰箱中保存，確保白米的新鮮度及香Q口感。如果發現袋子中粉末很多時，表示米已經變質且氧化。

台灣的氣候潮濕，夏季氣溫更是動輒超過30℃，白米很容易變質。為了安全起見，必須遵照產品標示上說明保存及食用。

以真空包裝包裝的米

- 在5～10℃或15~20℃中儲存，保存期限為十二個月。
- 在室溫下儲存，保存期限為六個月。

一般小包裝的米

- 在5～10℃中儲存，保存期限為三個月。

●在15～20℃中儲存，保存期限為兩個月。
●室溫中儲存，保存期限為夏季一個月，冬季兩個月。

正確洗米、浸米，讓白飯營養又好吃

■洗米時，維生素或礦物質會流失，精碾度越高的米，洗米時營養素的流失越大；因此洗米的動作要輕且快，通常洗個兩到三次，水中沒有白濁的情況即可。

很多人煮稀飯的時候習慣把米放進水裡再燒開，如果把順序顛倒過來，先燒開水，再放米，就能保留較多白米中的維生素B1。

■米飯的味道與浸米的技巧有直接的關係。米粒經過適當浸泡，充分吸收水分子後飽滿圓滑，米飯柔軟、富彈性。因此煮飯前最好先將米浸水一至二小時（夏天約浸水半個小時即可，冬天可浸泡一個半小時），但一定要先洗米再浸泡，以免髒水被白米吸收。

■白飯當餐煮當餐吃，香氣口感最好，五穀或十穀飯則是隔餐吃，香氣濃郁，口感較好。

聰明烹調，留住食物的營養

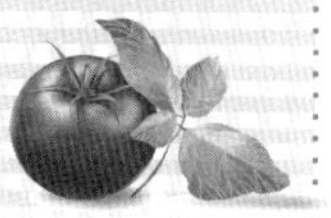

處理食物的原則

把握以下幾個處理食物的原則，讓你料理時更安心：

食物保鮮，盡量減少與空氣接觸的時間

蔬菜、水果切開後，接觸到空氣，營養素及酵素就會開始減少。因此，經過削皮、切塊等處理後的食材，除了要放置冰箱冷藏外，請務必用保鮮膜緊緊包起來，置入保鮮盒當中妥善保存。

變換食物處理方法，味覺大不同

甜菜根、白蘿蔔、胡蘿蔔根菜類，或是洋蔥等結球類食材，切片、刨絲、磨泥、拍碎……都是可以變換的料理方式。

生食涼拌料理，食用之前再調理

「生食」可以獲得食物大量的天然酵素及抗氧化物，「涼拌」是常用料理方式。為了活用酵素，讓料理更美味，最好是上桌之前再涼拌，即便需要醃製，以不超過三十分鐘為佳，盡量放入冰箱冷藏。

適當利用鹽巴，軟化生硬蔬菜

鹽巴除了「調味」之外，還有一個重要的功能，就是「軟化食物」。例如洋蔥、白蘿蔔、高麗菜擁有豐富的消化酵素，如果生吃，有時稍嫌太硬。食用前先切成容易入口的大小，再灑上一些鹽巴和水，快速揉搓一下，口感較適中。

處理食物統一形狀，幫助受熱平均

想要在短時間內完成快炒或清蒸的工作，讓食材快速受熱均勻，最好的方法就是將材料切成一樣大小，營養素的流失也比較少。

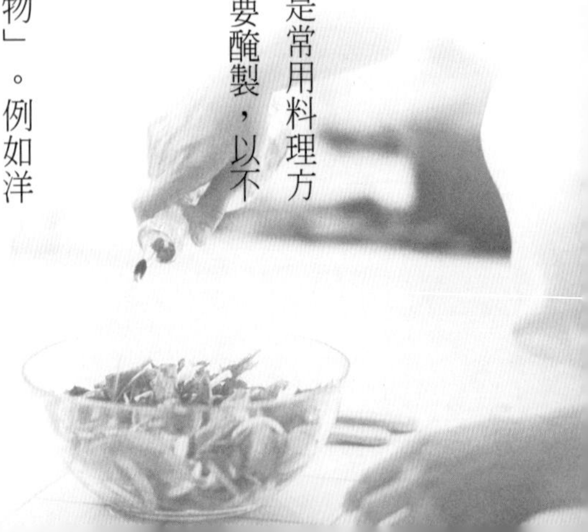

新鮮魚類和牛肉，燒烤半熟就好

吃生魚、生肉並不符合現代人的飲食習慣，所以不妨採取「烤到半熟」的烹調法，也就是把新鮮的魚類或肉類在短時間內以中火烤至上色，內部則烤至半熟的程度。

半熟燒烤法比較適用於「新鮮」的牛肉以及鮪魚、鮭魚之類的深海魚類，特別是牛肉，只要切成薄片，不但可以留住酵素，還能嚐到鮮美的滋味。至於豬肉、雞肉以及採用養殖法的海產魚類等，為了避免細菌感染衛生問題，一定要徹底烤熟或煮熟才行。

不同的烹調方式，對食物營養影響大不同

不同性質的營養素適合不同烹調方式，例如水溶性維生素及礦物質、葉綠素、維生素C、鉀，不適合高溫加熱及水煮環境，隨著烹調時間越長，營養素流失也越多，應盡可能將水煮時間縮短，讓養分不流失，還能維持食物口感。

涼拌生吃

生食最大的優點，就是可以保留更多的營養素，吃進去的熱量比較少，可達到減肥瘦身的效果。另外生鮮蔬果中含有豐富水分及纖維質，可促進排便順暢、降低血脂、延緩血糖的升高及預防大腸癌。

美國農業部研究發現，絕大部分新鮮蔬果在加熱煮熟後會流失維生素B及C，但是胡蘿蔔、番茄、菠菜例外。胡蘿蔔煮熟後，抗氧化成分增加約百分之三十，番茄煮熟後維生素A及C成分增加，菠菜煮熟後維生素A成分增加約百分之二十，維生素C則大幅下降百分之六十五。

未經烹煮的生食口味可能比較差，且生食大多性屬寒涼，不見得適合所有人。除了有機無汙染的食材以外，生食可能有蟲卵、微生物等問題，容易將微生物與寄生蟲吃下肚。所以有慢性疾病，如癌症、腎臟病患者不適合完全生食，可以汆燙後食用。

哪些食物不能生吃？

■黃豆、四季豆、荷蘭豆、扁豆等豆類食物：因為含豆類皂素成分，生食會引起噁心、腸胃發炎、腹瀉等症狀。

■豆莢類食物：菜豆、豌豆莢因含有胰蛋白酶抑制因子、紅血球凝集素等，它會阻礙胰蛋白酶將蛋白質分解成胺基酸，造成消化不良，不適合生食。

■菠菜、紫蘇：含高量草酸，長期大量食用容易阻礙鈣質的吸收；肝腎功能不佳者，更可能影響肝功能、甚至引發急性腎衰竭。

■五穀類：含有生澱粉及植酸鈣、鎂等礦物質，除非烹煮過，否則不能被人體消化系統吸收。

■十字花科蔬菜（如白蘿蔔、高麗菜、花椰菜、白花椰菜、包心白菜等）：這些富含營養的蔬菜都含有致甲狀腺腫物質，容易阻礙甲狀腺對碘的作用，長期大量生吃，可能會使甲狀腺腫大，經由加熱能大幅降低致甲狀腺腫物質。

■核果類：核桃、杏仁、花生生食容易發生過敏現象，因此有過敏體質者，較不適合生吃。

清蒸

通過水蒸氣蒸熟的食物，原有的分子結構破壞較少，最大程度地保留了食物原有的風味和營養成分。但是要注意，時間不能過久，以免造成營養流失。

很多蒸菜三到五分鐘就可以蒸熟，但是根莖類蔬菜、魚肉、蛋需要更長時間。如果時間比較匆忙的話，也可以把蔬菜切成比較小的塊狀或者切片，蒸十至二十分鐘即可享用。

水煮

這種方法能好好保存食物的狀態，不會增加太多自由基。但是長時間水煮後，蔬菜中的營養素（例如胡蘿蔔中的維生素A）會流失，而且食物切得越碎，營養素的流失就越嚴重。

英國瓦威克大學針對十字花科蔬菜（青花菜、花椰菜、高麗菜、包心菜）以不同烹調方式為研究，發現經水煮三十分鐘後，這類蔬菜的抗癌成分至少損失五成以上。

建議採用「水煮」方式時烹調食物時不要超過五分鐘，對於健康比較沒有負擔。

燉煮

● 直接燉

把調味後的食材直接加水或湯汁，先用大火燒開，再以小火慢慢燉，等到食材熟軟入味為止。

● 間接燉

內鍋放進調味後的食材與水或湯汁，外鍋放入水，然後蓋緊內鍋蓋，以中小火長時間烹煮，直至食材熟爛。

燉湯的一個好處是很多營養素都會進入湯裡，同時營養素被分解，容易消化。但是時間久了，會破壞維抗氧化物質、維生素B群和維生素C。因此，最好選擇慢火燉湯。

炒

這是中國人最常用的烹調方法。它與煎炸的方式不同，用油沒有那麼多，溫度也沒那麼高。

許多人習慣等到鍋子「夠熱」，才把食物下鍋。所謂的「夠熱」，大多是鍋子的油冒煙了，超過冒煙點，這時油已達到高溫，容易裂解，油膩容易沾黏在抽油煙機或廚房牆壁上，隨著呼吸進入呼吸道，長久下來，可能增加呼吸道癌變的風險。

如果能控制用油量，多翻炒食物、使得食物的受熱面均勻，就能避免產生過多油煙。或是將「油、菜、水」的炒菜順序改成「水、菜、油」，就能將油煙傷害降至最低！

微波爐加熱

微波爐加熱時產生的溫度極高，加熱時間長的話，會破壞食物中的營養素，尤其是含油量大的食物，還會產生大量的自由基，因此應該避免長時間加熱。

微波是一種輻射，所以許多人自然而然地認為它會致癌。微波的電磁波，跟收音機、電報所用的電波、紅外線以及可見光本質上是同樣的東西，差別只在於頻率的不同。微波的安全性跟太陽光一樣——是否傷害人體取決於能量的強弱，以及到達人體的微波還有多少能量，所以使用微波爐時要盡量遠離。

使用微波爐的另一個安全疑慮是塑料容器加熱會釋放出有害物質。FDA（衛生福利部食品藥物管理署）測定了各種塑料容器在正常微波爐加熱中可能釋放食物中的有害物質的量，要求低於動物實驗確定的有害劑量的百分之一甚至千分之一，才可以標註為「可微波加熱」。所以，通過FDA檢驗合格的「可微波加熱」塑料容器，是相當安全的。如果還是不放心的話，使用白色陶瓷或者玻璃容器微波更安全。

燒烤

肉類在烤爐上燒烤時散發出的香味相當誘人，但是隨著香味的散發，肉類中的維生素和氨基酸也遭到破壞，蛋白質發生質變，嚴重的話會影響維生素、蛋白質、氨基酸的攝取。

更嚴重的是，肉類中的核酸在梅納德反應中，與大多數氨基酸在加熱分解時會產生基因突變物質，可能導致癌症的發生。

由於燒烤多用大火，並產生煙，因此高溫產生的自由基和致癌物質會黏附在燒烤的肉上，隨之進入人體內。另外，在燒烤的環境中，也會有一些致癌物質透過皮膚、呼吸道、消化道等途徑進入人體內，進而誘發癌病變。

煎炸

煎炸食物口感好，味道香，因此廣受亞洲人喜愛。但是，煎炸通常溫度過高，會破壞食物中的抗氧化物，維生素含量下降，例如肉類中存在較多的B群維生素，在煎炸時會減少百分之三十到四十。此外，這種方式也會增加自由基，甚至致癌物質。在食用油重複使用時，情況更明顯，油品更易酸敗。

我常在節目中呼籲大家，不要用回鍋油來烹調食物！研究人員從動物實驗中也發現，油炸用油加熱超過二十小時，就會產生肝毒性。

家裡的用油情況可自行掌握，但現代人外食的機會增加，面對小吃攤販與餐飲業者，很難要求完全禁止重複使用烹調用油，基於成本的考量，小吃攤販與餐飲業者也很難做到不使用回鍋油。所以在外食時要格外注意。

以下方法可協助判斷油炸用油的品質：

- 炸油的顏色深沉，質地黏稠混濁。

- 加熱時產生氣泡，氣泡多不易消失。
- 油煙產生比較多，發煙點降低，表示油品已劣變。
- 炸薯條、油條等澱粉類食物出現深色褐變，而非金黃色澤。
- 炸油有明顯的油耗異味。

炸物表面看來很油，油附在上面無法散去。

只要出現上述任何一種情況，即表示油質已劣化至不可再使用的程度，該換新油了。餐飲業者可購買油品檢測試紙來檢測食用油，當酸價超過二．〇時，就是該換油的時候。

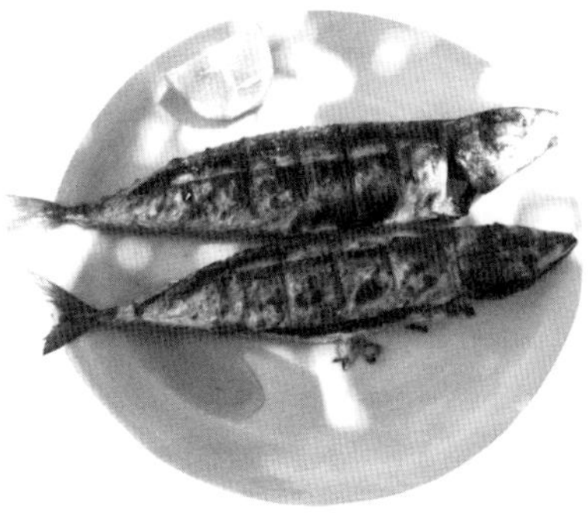

涼拌生吃

優點：新鮮無毒的蔬菜、芽菜、水果、果仁，魚肉能生吃就盡量生吃，以獲得豐富的營養及酵素。

缺點：生食食材大多性屬寒涼，清洗不當容易有衛生問題。

蒸

優點：通過水蒸氣蒸熟的食物，其原有的分子結構破壞較少，保留了食物原有的營養成分。

缺點：蒸過久會影響口感。

煮

優點：不會讓食物增加太多自由基。

缺點：維生素B下降約百分之四十，維生素C下降約百分之七十，食物切得越碎，營養素流失越嚴重。

燉

優點：很多營養素會進到湯裡，食材小分子化，容易消化吸收。

缺點：高溫燉湯會破壞食物中的維生素B和維生素C。

炒

優點：用油量少，溫度也不高，若能控制用油量，多翻炒食物，讓受熱面均勻更佳。

缺點：容易過熱，產生油煙。

微波爐加熱

優點：可短時間加溫。

缺點：加熱時產生溫度極高，對於加熱時間較長的食物來說，不只會破壞營養素，含油量大食物，還會產生大量的自由基。

燒烤

優點：口感好、香氣濃。

缺點：嚴重破壞肉類中的維生素B群。且燒烤多用明火並產生煙，因此高溫產生的自由基和致癌物質會黏附在燒烤的肉上。

煎炸

優點：口感好、味道香，烹調快速。

缺點：破壞食物中的抗氧化物，增加自由基，甚至產生致癌物質。

高溫烹調致癌風險高

抽菸是肺癌的主要致病原因，然而許多華人女性並未抽菸，甚至也不處於二手菸的環境中，卻罹患肺癌，罪魁禍首之一是烹調食物的油煙！

二〇一四年公布的一項研究數據顯示，廚房油煙是女性罹癌殺手，以平均每天煮兩餐、持續十年女性為基準，煮食次數越多、時間越長，風險最多可比基準者高七成八！研究人員再比較有用抽油煙機者罹癌風險較未用者低四成三，證實了廚房油煙暴露多寡與女性罹患肺癌有關。

抽油煙機的儲油盒清理的頻率是檢視烹調是否產生過多油煙的指標，如果常常要倒集油盒就表示炒菜時產生太多油煙了。

就算油的等級再高、品質再好，烹調方法錯誤也是枉然。我有個口訣叫做「水—菜—油」，這種烹調方式，是減少炒菜油煙的最好方法。所謂的「水—菜—油」是在鍋中加入約三十到五十ＣＣ的水，燒開後將青菜放入鍋中，蓋上鍋蓋，等到鍋蓋邊緣冒出蒸氣時關火，燜約一分鐘，然後打開鍋子，倒入一點點食用油，快速翻炒。它能保存青菜的營養素，以及減少油煙的形成。

高溫煎炸食物一定要選對油、用對溫度，才能讓煮的人安心，吃的人放心。

目前科學界發現，食物中的三大營養素只要過熱烹調，就會產生致癌物。蛋白質類會產生異環胺或雜環胺、油脂類會產生多環芳香族碳氫化合物、澱粉類會產生丙烯醯氨等致癌物質。

食用油反覆高溫加熱，容易使油脂產生有害物質。其中，多環芳香碳氫化合物（PAH），是已知的致癌物。另外，如果使用的是動物性油脂，高溫加熱後會產生氧化膽固醇，也被公認為危害健康的物質。

哪種烹調方式容易產生致癌物？

其實烹調方式並不是重點，時間長、溫度高才是致癌物生成的主要原因。世界衛生組織公布的十大「垃圾食品」之首是油炸類食品，這與油品溫度的控制有關，食用油一旦加熱到「冒煙點」，品質就開始變化，加熱越久，越容易產生致癌物質。

除了油炸外，高溫微波、烘烤也會生成致癌物質。所以，建議主婦們盡量減少使用高溫來烹調食物。

油炸澱粉是導致心血管疾病的元兇，它會破壞維生素，使蛋白質變質，若要使用高溫來進行烹調澱粉類食物，溫度盡量不要超過160°C，否則會大量產生丙烯醯氨等致癌物。

油是營養，不是調味品

身體主要的成分是水及脂肪（油）和蛋白質，脂肪是人體必需營養素之一，在維持身體健康上扮演很重要的角色，但是我們通常在廚房煮菜時才會想到油，只是把它當成烹飪的調味品。一些原因會讓我們體內缺乏「必需脂肪酸」，進而影響健康，導致疾病。

造成必需脂肪酸缺乏的主要因素

- 大量精製加工油充斥市場，這些加工油在精製過程中早已破壞油脂中天然的抗氧化劑及植化素，使一般人無法獲得富含必需脂肪酸的良質食用油。
- 現代化精緻飲食環境，讓人們吃下更多富含omega-6的植物油，進而打亂了有益的omega-3和omega-6的平衡（理想比例一比四以內）。
- 含人造氫化油和反式脂肪酸的食物，干擾必需脂肪酸的新陳代謝。

- 攝取過多低脂、脫脂的食物及偏食，造成營養不均衡。

近年來，食用油的食安問題造成社會不安，加速了大家對脂肪（油）的了解及重視，雖然油品問題在短期內對於經濟有所損失，但以長遠的眼光來看，它能夠藉此提升國人的健康意識。

必需脂肪酸Ω3與Ω6在生理方面扮演的主要功能

- 產生身體所需能量。
- 構成腦細胞組織與神經組織，有健腦、穩定情緒和維持良好視力的功能。
- 構成每個細胞的細胞膜，並調節細胞的滲透性與流通度。
- 合成細胞介質（前列腺素、血栓素）的基礎物質，調節身體所有重要功能的運作，並以荷爾蒙的方式活動於人體內每個細胞及組織。

健康的油脂有四種來源

深綠色蔬菜含有健康的油脂

但其含量很少，每個人一天需要進食三十公斤以上的蔬菜才能獲取兩湯匙的健康油脂。

堅果和種子類食物含有豐富的必需脂肪酸(EFA)

按照目前的飲食習慣，沒有一類種籽或堅果所含的ＥＦＡ達到最佳的omega3和omega6的混合比例（一比四以內），只有這種混合比例才能使我們擁有健康的身體。omega3含量最豐富的是亞麻籽油，但其所含的-omega6卻非常貧乏。葵花籽油和芝麻油雖有omega6但卻不含omega3。所以必須將不同好油按照比例混合起來，使其中的ＥＦＡ達到正確的含量及比例，或輪流食用不同好的植物油。

含有高油脂的深海冷水域的魚類

秋刀魚、沙丁魚、鮭魚、鯖魚，這些魚富含omega3和omega6的衍生物。食用魚肉比攝取魚油膠囊更好，這是因為魚油中可能含有重金屬、環境荷爾蒙等汙染物，同時魚油在加工處理過程中也可能遭到破壞。

依健康的理念所製作出來的油品

選擇在有機環境中生長的植物種籽，在隔絕光線、空氣和高溫等條件之下壓榨，然後以相同的保護措施過濾它，並將其注入深色的玻璃瓶中，再裝箱以隔絕光線。若放在商店和家庭中則要冷藏，例如Udo’s 369有機健康均衡油。

這類油在準備食物時要小心使用，不要用來煎炸、嫩煎或烘焙。為了保證富含EFA的油品能夠保存其健康效益不被破壞，對於油品製作的準備、包裝、冷藏和使用過程必須更小心。

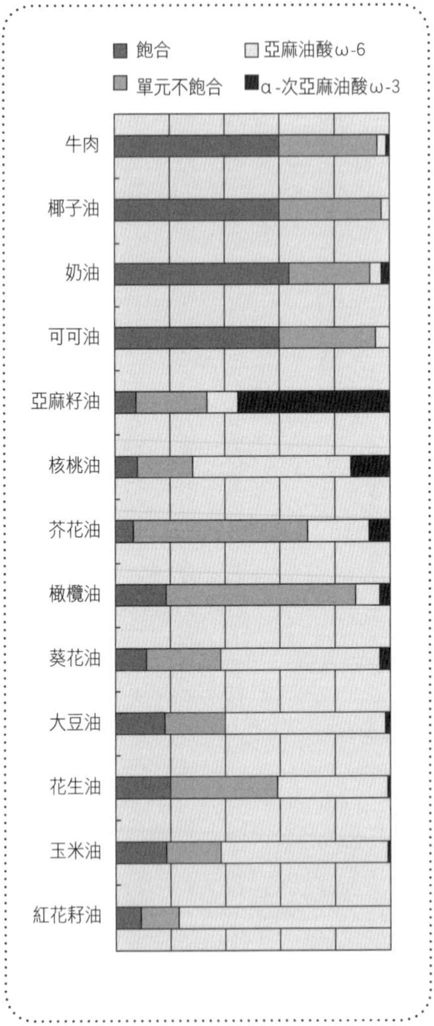

選好油，為健康加油！

我們每天三餐幾乎都會攝取到油脂，但市面上油品種類這麼多，要如何分辨好油和壞油，便成為相當重要的課題。

事實上，用油的學問很大，除了選對油品之外，是否經過過度精製，也是決定油品好壞與否的標準。大部分的食用油是透過熱壓法或是化學萃取的方式提煉。比起冷壓法取得的油，更耐高溫、更易保存，而且更便宜。

如何判斷健康的好油？

● **看一看：**保留原有食材的顏色，例如一般冷榨橄欖油是淡綠黃色。

● **聞一聞：**非精製油保留原本具有的天然香氣。

● **問一問：**

1.價格&產地：從條碼上的商品碼判斷油品產地，例如西班牙為841~849；義大利是800；希臘為520；台灣是471。

2.酸價：代表原料新鮮程度及油品氧化程度(特指「橄欖油」)。酸價數值越低表示氧化的程度越小，油質越新鮮；反之，酸價越高，油的品質越差。

3.等級：橄欖油等級最高的為「冷壓初榨（EXTRA VIRGIN）」橄欖油，「純（PURE）」橄欖油次之、「精緻（EXTRA LIGHT）」橄欖油最低。

- **喝一喝：**感覺一下油在嘴裡的變化，好油的口感溫潤辛香不油膩。
- **塗一塗：**塗在手背上看看，是否清爽不黏膩。
- **冰一冰：**冷壓橄欖油容易氧化，打開後可放進冰箱內冷藏。品質好的橄欖油，在室溫下呈清澈液體狀。未精製的好油冰過之後會有霧狀凝結現象，回到室溫後恢復清澈。

冷壓初榨植物油是直接從植物當中榨取第一道油，沒有經過加熱或化學方式萃取。我很推薦這種油，特別是冷壓初榨的Udo's 369健康均衡油、亞麻仁籽油、堅果油及特級初榨橄欖油（Extra Virgin Olive Oil），是每個家庭廚房必備的好油。

避免選擇的油品

- **氫化油：**人工氫化合成的油，含有反式脂肪。
- **酸敗油：**保存不當或存放過久、已經氧化有臭油味的油。
- **回鍋油：**高溫加熱、重複使用的油。
- **精緻加工油：**為了把雜質和雜味去除，而過度加工處理的油。

烹調方式與油品之間的關係

為了健康著想，我秉持著「用油三原則」：一少（少用油）、三不(不氧化、不高溫、不重複使用)、三要（要多種類油、要小包裝、要保存好），並且依照烹調方式，準備不同種類的油品。

油只要超過冒煙點，就可能會產生致癌物，必須慎選使用。如果以冒煙點來看，好的椰子油跟棕櫚油、豬油比較適合用來煎炸食物。

用途	烹調方式	冒煙點
低溫用油	涼拌水炒（100℃）	葵花油（107℃）
		紅花油（107℃）
		菜籽油（107℃）
		南瓜子油(107℃)
		亞麻仁油（107℃）
中溫用油	小火炒（130℃）	大豆油（160℃）
		玉米油（160℃）
		胡桃油（160℃）
		花生油（160℃）
		冷壓橄欖油（170℃）
	中火炒（163℃）	芝麻油（177℃）
		奶油（177℃）
		椰子油（177℃）
		牛油（180℃）
		豬油（182℃）
高溫用油	煎炸（190℃）	奶油（177℃）
		椰子油（177℃）
		牛油（180℃）
		豬油（182℃）
		葡萄子油(216℃)
		杏仁油(216℃)
		酪梨油（220℃）
		苦茶油（223℃）
		棕櫚油（230℃）
		玄米油（254℃）

吃豬油健不健康？

大約二、三十年前，豬油是居家常備烹飪用油，而且家家戶戶幾乎都會自製豬油。可是，受到國外醫學界「吃動物性油（如豬油）會提高膽固醇、堵塞血管」的說法影響，讓一般消費者產生了疑慮，大豆沙拉油、氫化植物油等油品因而取而代之，成為一般家庭的食用油。不過，最近幾年因為食用油的食安問題又有人開始提倡吃豬油的好處，到底豬油是好油還是壞油？該吃還是不該吃呢？

豬油的缺點在於來源是否受到汙染，因為豬隻的食物及藥物可能在脂肪組織殘留有害成分，且豬油含有膽固醇及多元不飽和脂肪酸中的「花生四烯酸」，攝取過多容易造成身體發炎，誘發心血管疾病，但是只要適量攝取，均衡飲食搭配新鮮蔬果，就可以用得安心、吃得健康。

很多人有種錯誤的觀念，把豬油認定為健康殺手，但是與奶油相比，豬油的單元不飽和脂肪酸是奶油的兩倍（奶油為百分之二十一），膽固醇約只有奶油的一半（一百克豬油的膽固醇為一一〇毫克，奶油為二〇四毫克），加上豬油的發煙點是182℃，比奶油的177℃高，用於中、高溫烹調，其實豬油比奶油好。天然豬油這種動物性油脂對熱的穩定度高，高溫烹調時油煙比較少，散發天然香氣，且不容易產生對人體有害的物質，阻礙身體正常代謝。所以如果偶爾想要用高溫煎炸食物，使用動物性油脂來煎炸料理比較安心。

大蒜健康均衡油：

❶將六到八顆大蒜切丁，裝入乾淨的玻璃罐。
❷再加入冷壓橄欖油（或苦茶油）100cc、有機亞麻仁籽油200cc、葡萄籽油（或葵花油）100cc，或Udo's 369健康均衡油置於冰箱冷藏一天。

天然雞油／鵝油／鴨油DIY

材料：雞皮或雞屁股（屁股部位油量較多）

水蒸法

❶雞皮洗淨，切成二至三公分塊狀。
❷電鍋外鍋放三杯水，內鍋不加水。

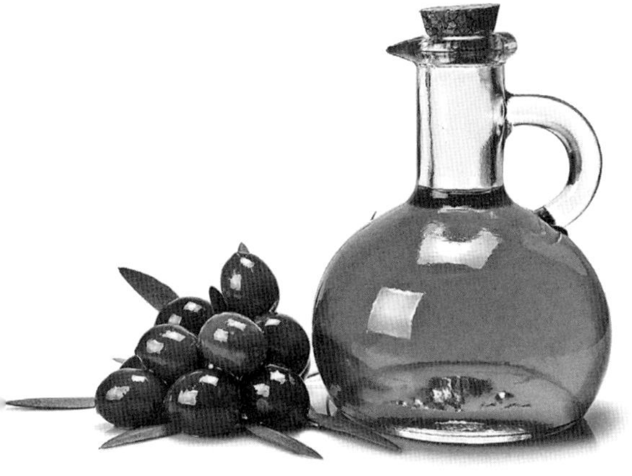

❸ 先蒸第一次，電鍋跳起後，外鍋再加三杯水，繼續蒸一次。

❹ 蒸好後，開蓋可見清澈的新鮮雞油。

❺ 過濾後，將金黃色雞油裝進玻璃保鮮盒中，冷卻後放入冰箱冷藏保存。雞油可以留下來炒菜。

優點：雞油金黃色澤、氣味清香、不會有油溫過高變質的現象或產生油耗味。

缺點：出油率較油炸法少，香味比油炸的雞油淡一些。

油炸法

❶ 雞皮洗淨，切成二至三公分塊狀。

❷ 將小塊雞皮放入炒鍋中，以小火拌炒雞皮塊開始縮水。拌炒時，可放大蒜或青蔥去腥、放紅蔥頭提香；同時攪拌才能避免燒焦，大約半小時時間，把油渣撈出來雞油就完成了。

❸ 過濾後，將金黃色雞油裝進玻璃保鮮盒中，冷卻後放入冰箱冷藏保存。雞油渣可以留下來炒菜。

優點：雞油出油率較多金黃色澤，香味較濃。

缺點：油溫過高容易變質及產生油煙、或是油耗味道。

天然豬油DIY

材料：市場買的豬油板（適量）

水蒸法

❶豬油板沖乾淨，切成二至三公分。
❷電鍋外鍋放三杯水，內鍋不加水。
❸先蒸第一次，電鍋跳起後，外鍋再加三杯水，繼續蒸一次。蒸好後，開蓋可見清澈的新鮮豬油。
❹過濾後，將豬油裝進玻璃保鮮盒中，冷卻後即成純白色澤豬油。豬油渣可以留下來炒菜。

優點：豬油清澈透明、氣味清香、不會有油溫過高變質現象或產生油耗味。
缺點：出油率較油炸法少，香味比油炸的豬油淡一些。

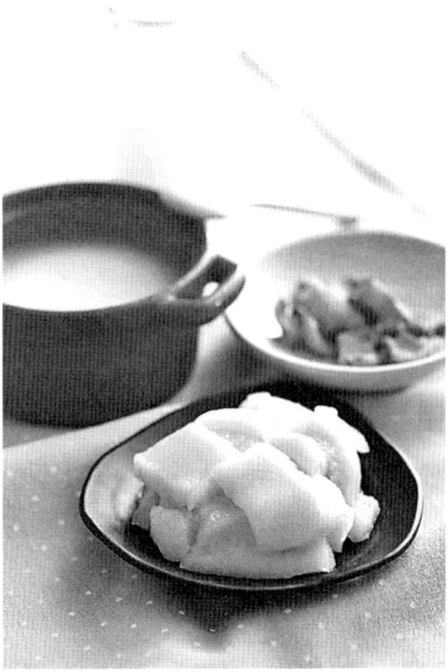

油炸法

❶將豬油板洗乾淨，切成小塊狀。

❷ 將小塊豬油放入炒鍋中，以小火拌炒豬油塊開始縮水。拌炒時，可放薑片、大蒜或青蔥去腥或放紅蔥頭提香，同時攪拌才能避免燒焦，大約半小時時間，把油渣撈出來豬油就完成了。

❸ 過濾後，將豬油裝進玻璃保鮮盒中，冷卻後即成純白色澤豬油。豬油渣可以留下來炒菜。

優點：豬油出油率較多金黃色澤，香味較濃。

缺點：油溫過高容易變質及產生油煙或是產生油耗味道。

一百公克	牛油	豬油	鴨油	雞油	鵝油	椰子油	棕櫚油
膽固醇(mg)	150	111	100	70	100	0	0
飽和脂肪酸(g)	45.5	38.1	33.2	31.4	27.7	73.1	49.3
單元不飽和(g)	41.8	44.2	49.3	46.7	56.7	8	37
多元不飽和(g)	4	15.9	12.9	20.9	110	1.7	9

常見食用油升膽固醇指數表：

公式：升膽固醇指數（CSI）＝0.05×膽固醇（毫克）＋1.01×飽和脂肪（克）

以這個公式來估算，一毫克膽固醇的升膽固醇指數是0.05，一克飽和脂肪則是1.01，也就是使血中膽固醇濃度增加的能力，來自食物的飽和脂肪是膽固醇的二十倍。

每100克食物	飽和脂肪酸(公克)	膽固醇(毫克)	CSI
菜籽油	6.3	0	6.4
亞麻仁籽油	9.6	0	9.7
芥花油	10.4	0	10.5
紅花籽油	10.5	0	10.6
葡萄籽油	11.2	0	11.3
葵花油	11.6	0	11.7
玉米油	14.7	0	14.8
橄欖油	15.7	0	15.9
苦茶油	15.8	0	16.0
黃豆油	15.9	0	16.1
黑芝麻油	16.3	0	16.5
南瓜子油	17.8	0	18.0
花生油	20.8	0	21.0
玄米油	21.8	0	22.0
奶油(液態)	22.2	127	28.8
粉狀奶精	32.3	0	32.6
豬油	38.1	111	44.0
人造奶油(維生素強化)	46.7	0	47.2
棕櫚油	49.3	0	49.8
牛油（精煉）	45.5	150	55.7
奶油(固態)	46.0	205	56.7
椰子油	73.1	0	73.8

（資料來源：衛生福利部新版食品營養成分資料庫）

為了健康，遠離下列食物

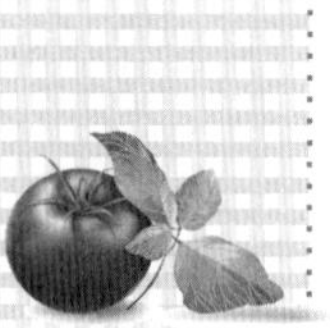

高脂肪食物

飽和脂肪及反式脂肪，是導致前列腺癌、結腸癌和乳癌的發病率及死亡率較高的原因之一。肥肉和動物內臟類、加工的肉類、奶油製品及糕點，油炸食品如雞排、油條、冷凍甜點（包括冰淇淋、雪糕等）都屬於高脂肪食物。它們的油脂和自由基含量高，帶來過多的熱量和Omega-6不飽和脂肪酸。

油炸及燒烤類食物

這類食物食品熱量高，含有較高的油脂和氧化物質，經常攝取，容易導致肥胖。也是導致高脂血症和冠心病的危險食品，而且含有大量自由基，引發身體「上火」現象，也就是發炎反應。

在油炸燒烤過程中溫度過熱，容易使三大營養素產生強烈的過氧化物質；蛋白質類會產生異環氨、油脂類會產生多環芳香碳氫化合物、澱粉類產生丙烯醯氨等致癌物質。所以食用油反覆高溫加熱，容易使油脂產生有害物質。

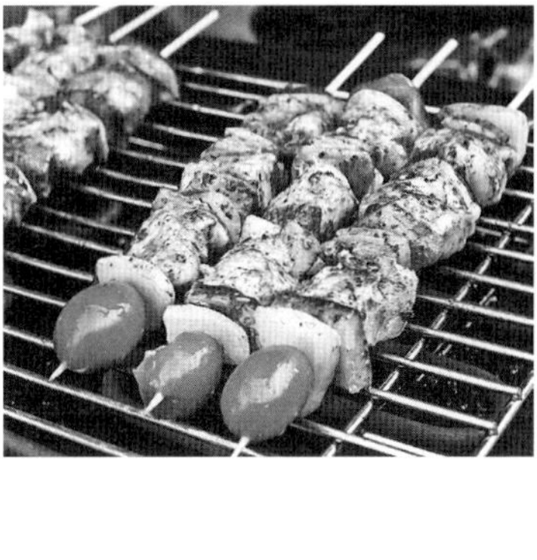

醃製及燻製食物

在食物醃製過程中，需要放大量的鹽，導致鈉鹽含量超標，一旦過量的鈉滯留體內，會造成身體水腫及腎臟的負擔加重，發生高血壓的風險增高。高濃度的鹽分嚴重損害胃腸道粘膜，罹患胃腸炎症和潰瘍的機率較高。此外，食品在醃製過程中會產生致癌物質亞硝胺，導致鼻咽癌等惡性腫瘤的罹患風險增高。

用木柴燃燒的煙來燻製肉品，雖具殺菌的功能，但過程中，木柴的不完全燃燒，會產生一種名為「多環芳香族碳氫化合物」的致癌性物質。加上煙燻的時間長，燻肉、燻魚等食物會產生致癌物質「苯芘」的量也相對增加。之前泡麵的調味包驗出含致癌物苯芘就是因為鰹魚常用於製作柴魚片、柴魚粉，因高溫產製過程產生苯芘；研究顯示，食品製程若逾300℃高溫，即可能產生苯芘。常食用醃製食物及燻製食物易患食道癌和胃癌。

罐頭加工食品

水果類罐頭、加工肉類罐頭在加工、包裝的過程中，營養素遭到大量破壞，特別是各類維生素及植化素幾乎被破壞殆盡。另外，罐頭製品中的蛋白質常常出現變性，營養價值大幅縮水。為了保存和提味，廠商會加入大量的糖或食鹽，甚至是人工香料、色素、防腐劑等添加物，對身體健康有害。很多水果類罐頭含有較高的糖分，有可能導致肥胖。

霉變食物

「黃麴毒素」是一種強致癌物質，可導致肝癌、胃炎、直腸癌乳腺癌。像花生或者是玉米，如果處在一個比較潮濕而且溫熱的環境，黴菌會特別容易生長，這種黴基本上是肉眼看不到、摸不到，特別是玉米。台灣很多的玉米是從外國進口的，外國進口的玉米經過漂洋過海之後來到台灣，貨櫃中又濕又熱，很容易滋長黴菌，分泌出類似黃麴毒素等有害物質。

黃麴毒素基本上非常耐熱，一般我們炒菜加溫的時候，很多細菌毒素都會因此而分解，但是黃麴毒素的耐熱可以到260℃以上，沒有機會被高溫消滅，唯一的方法就是要沖淡它，因此花生米不要吃太多。

此外還要注意的是，如果是已經受到黃麴毒素感染的花生所製成的花生粉、花生醬，食用的話也會危害身體建康。如果用含有黃麴毒素感染的玉米，或是一些五穀雜糧當成飼料餵養雞、鴨、鵝、豬、牛，這些黃麴毒素會累積在這些動物的內臟、肝臟，喜歡吃這些動物內臟的人，也可能會受到黃麴毒素的感染。

蜜餞類食物

蜜餞類食品在加工過程中，水果中所含維生素C大部分被破壞，除了熱量外，還添加大量色素、香精、防腐劑、保色劑，甜味劑、著色劑、漂白劑及甲醛等，幾乎沒有其他營養。梅子類蜜餞因為本身酸性很高，要用水來清洗，這樣人工的作業比較繁瑣，為了節省成本，業者可能違法添加糖精，以降低梅子酸味。一旦食用過量，除了有致癌風險，也增加孕婦流產或是生出畸型兒的風險。

這類食品為了防腐保色還可能含有亞硝酸鹽，在人體內形成潛在的致癌物質亞硝酸胺；香精等添加劑可能損害肝臟等臟器；高鹽分則可能導致血壓升高和腎臟負擔加重。

世界衛生組織(WHO)公佈的全球十大垃圾食物

垃圾食物是肥胖的罪魁禍首，也是造成健康問題的重大因素，為了健康與身材，請大家盡可能遠離垃圾食品。

一、油炸類食品

1.導致心臟血管疾病的元兇。2.含致癌物質。3.破壞維生素，使蛋白質變質。

二、醃漬類食品

1.導致高血壓、鼻咽癌，腎臟負擔過重。2.影響腸胃黏膜系統。3.易得消化道潰瘍和發炎。

三、加工肉類食品（如火腿、肉乾、香腸等）

1.含三大致癌物質之一：亞硝酸鹽（防腐和保色作用）。2.含防腐劑，會加重肝臟負擔。

3.蛋白質出現變質。

四、餅乾類食品（不包括低溫烘烤和全麥餅乾）

1.食用香精和色素過多。2.嚴重破壞維生素。3.含反式脂肪、高熱量、營養成分低。

五、汽水、可樂類

1.含磷酸、碳酸，會帶走體內大量的鈣。2.含糖量過高，喝完後有飽脹感，影響攝取正餐的食欲。3.容易胃酸逆流。

六、速食麵、膨化食品

1.鹽分過高，含防腐劑、香精。2.只有熱量，沒有營養。

七、罐頭類食品

1.破壞維生素，使蛋白質變質。2.熱量過多，營養成分低。

八、蜜餞類食品

1.含三大致癌物質之一：亞硝酸鹽（具有防腐和保色作用）。2.鹽分過高，含防腐劑、香精。

九、冷凍甜品類食品（如霜淇淋、冰棒、雪糕）

1.含奶油或奶精，容易引起肥胖及心血管疾病。2.含糖量過高，影響正餐。

十、燒烤類食品

1.過熱烹調會產生致癌物。2.導致蛋白質炭化變性，加重腎臟、肝臟負擔。

用對調味料，健康無負擔

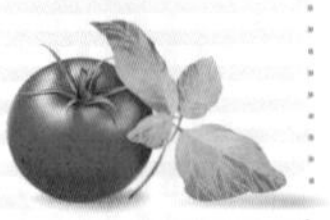

鹽

鹽是廚房裡不可或缺的調味品，除了調味外，在「醃製」和「食品加工」的過程中也少不了它。在醃漬食物前，若鹽的濃度不斷增加，醃漬物水分便會減少，使微生物難以生長、繁殖，達到防腐、長時間保存的目的。

對於麵糰類的加工食品而言，食鹽可說是最好的改良劑。例如製作麵線的過程中加入鹽，可以增加麵筋韌性與彈性，有防止發霉的功用。

「鹽」的主要成分是氯化鈉，還有少部分鉀離子，倘若體內鈉離子過多，會造成身體浮腫、水腫、血液量上升、血壓升高、心臟負荷加重以及腎臟排泄水分的困難；體內鈉太多也會造成鉀的流失，而引起鉀不足。當體內的鉀不夠時，容易產生四肢無力、食慾不振、嘔吐、全身倦怠，甚至造成心律不整。因此，有高血壓、心臟病或腎臟功能較差的人，必須控制鹽的攝取量。

很多家庭主婦以為只要做菜時少放點鹽，平常少吃鹽就夠了。其實其他調味品中也可能含有看不見的鹽或鈉。例如味精的主要化學成分是麩胺酸鈉，或是糕點、麵包、麵食的添加物膨鬆劑含有碳酸氫鈉，累積起來，一天當中很容易就會攝取超過兩千四百毫克的鈉（成人每日鈉的總攝取量）。吃太多鈉，不只容易造成高血壓、中風，還會影響更年期女性髖骨密度的流失，高血壓的婦女八年後出現腦部損傷（失智）的機率也比較高。有鑑於此，美國修正了新的飲食指南，特別強調「減鹽」，尤其是五十一歲以上、有高血壓、糖尿病、慢性腎臟疾病病史者，最好能將一天攝取鈉的含量降至一千五百毫克，約三分之二茶匙的鹽。

根據國民健康局的調查，十九至六十四歲男性平均每天吃進四五八〇毫克，超過規定量的一點九倍；女性約三五六八毫克，超過一點五倍。健保局曾統計，台灣國小學童平均一天吃掉四千毫克以上的鈉，相當於超過十克的鹽。歐美普遍以每日五克鹽為標準，澳洲甚至規定四到八歲兒童不能超過三點五克的鹽。因此，國內學童攝鹽量可說是相當驚人。

鈉攝取過量會妨礙對鋅及鈣的吸收，影響兒童的智力發展，抵抗力變差，以及造成骨鈣流失，影響骨骼發育。

食物種類	含鈉量較低的食物	含鈉量較高的食物
奶類及其製品	牛奶	乳酪
肉、魚、蛋類	新鮮肉、魚、及蛋類	醃製、滷製或燻製的食品 罐裝食品，如：肉醬 速食品或其他製品，如：炸雞、各式肉丸
豆類及其製品	豆腐、豆漿、豆乾、豆皮	豆腐乳、豆鼓
五穀、根莖類	米飯、米粉、冬粉等	甜鹹餅乾、奶酥、洋芋片 麵線、油麵、速食麵、速食
蔬菜類	新鮮蔬菜	醃製蔬菜，如：榨菜、酸菜、加鹽的冷凍蔬菜
水果類	新鮮水果	蜜餞、罐裝水果
油脂類	植物油、堅果	奶油、沙拉醬、花生醬
調味品	蔥、蒜、薑、五香粉、咖哩粉	味精、蒜鹽、豆瓣醬、沙茶醬、番茄醬
其他飲料	天然果汁、茶	運動飲料、碳酸飲料

低鈉鹽、海鹽比較健康？

低鈉鹽

低鈉鹽是以鉀取代鈉，但五克重（約半湯匙）的低鈉鹽仍含有高達九一七毫克的鈉。因為它的含鉀量非常高，並不適合腎臟病患者食用，建議食用時不要過量。

精鹽

精鹽就是把海水純化而成，除去一切的雜質，只剩下氯化鈉。吃太多容易造成身體鈉濃度太高，導致水腫和高血壓。額外添加的化學物質也會造成身體不必要的負荷。

甲狀腺亢進患者應該選擇不含碘的精鹽。

天然海鹽

天然海鹽的製作方法是把海水引入鹽田，經太陽曝曬結晶而成，除氯化鈉之外，也保存了海水中的微量元素。目前全世界海水汙染問題嚴重，購買天然海鹽之前，一定要確定海鹽的來源，是否來自乾淨、無汙染的海域，自然結晶而成，再經清洗、過篩、烘乾，未經化學處理、無任何添加物。

天然高山岩鹽

地層中的鹽層如果暴露在外，就形成鹽礦，把鹽塊挖取出來磨碎就是岩鹽。岩鹽因為形成年代久遠，是最不容易受到汙染的鹽。它的礦物質含量豐富，可以補充人體所需微量元素，也可以讓鹽自然回甘不死鹹，是比較有益健康的天然鹽。

有些廠商會在海鹽、岩鹽中添加二氧化矽來抗結塊，或添加增白劑（白色）、色素（玫瑰色），因此選購海鹽、岩鹽時要確認產地來源是否安全。

不管什麼鹽，降低攝取量是首要原則。建議大家可以使用白醋、果醋、檸檬、番茄或是人參、當歸、紅棗、黑棗、枸杞等中藥材來取代鹽；也可利用咖哩、香菜、海帶、香草、肉桂、五香、八角、花椒、青椒、大蒜、洋蔥、香菇、九層塔等味道強烈的食材帶出食物的原味，以減少鹽、味精的用量。

	食用鹽	工業用鹽
成分	氯化鈉	氯化鈉、重金屬、化學物質
外觀	白色、顆粒細	略偏黃、顆粒粗
來源	海水透析精煉	海鹽、井鹽、礦物鹽、湖鹽
用途	一般食用	各種工業、紡織染整
價格	一般精鹽約15元/公斤	食鹽1/5~1/8

醬油

釀造醬油是用黃豆或黑豆製造，含有黃豆的蛋白質營養；化學醬油用豆渣製成，幾乎沒有什麼營養成分！市面上大多是混合醬油，所以建議大家不妨多使用白醬油。

要如何從外觀上來分辨我們吃的醬油，是釀造或是化學製成的呢？

- **釀造醬油：**

開瓶後有發酵香氣、鹹味回甘；搖晃時泡沫綿密、不易消失；顏色呈黑褐色。

- **化學醬油：**

味道不自然、刺鼻、死鹹；搖晃時泡沫大，顏色呈現黑色不透光。

近年來，坊間出現了所謂的「薄鹽醬油」。用薄鹽醬油取代一般醬油，真的是比較健康的做法嗎？由於薄鹽醬油是用氯化鉀代替氯化鈉，腎功能不好的人如果攝取過多，會有胸悶、無力、心律不整等高血鉀症狀。

傳統釀造的醬油，只要不過量使用，是不會造成健康危害的。大家在選購時要看清楚標示，有些天然釀造醬油的鈉含量，可能比薄鹽醬油還低！

芥末

山葵的獨特嗆辣味來自異硫氰酸鹽，研究發現，異硫氰酸鹽能抑制微生物生長。不過山葵價格高，有些製造商會用化學合成物丙烯芥子油加上澱粉，混合成芥末醬（哇沙比），肝腎功能不好的人最好少碰，或買新鮮現磨的山葵泥。

黑糖

有些便宜的黑糖，其實是蔗糖加焦糖色素、黑糖香精製成的。從顏色來分辨的話，天然黑糖是琥珀褐色，假黑糖是死黑；從味道來分辨的話，天然黑糖有淡淡的苦味及香氣，假黑糖則是又香又甜。

雞湯塊、高湯塊

對於許多家庭主婦來說，雞湯塊或是高湯塊是方便的煮湯小幫手，只要丟進水裡，滾個幾分鐘，一鍋美味高湯就可以上桌了！

不管是高湯塊或雞湯塊，都有一個通病，就是味道太鹹！每一百CC的湯約含一克的鹽（衛生福利部建議成人每日食鹽攝取量為六克），加上主婦平常使用湯塊的烹調過程中仍會另外加鹽，這樣一來，就會吃下太多鹽分。

雞粉是鹽巴加上味精、雞肉香精製成，它的主成分「味精」含有麩胺酸鈉，是一種興奮性毒素，會讓大腦處於過度亢奮狀態，吃多會對腦部功能有影響，使腦細胞損傷，引發學習障礙、阿茲海默症。麩胺酸鈉在一百度以上高溫持續十分鐘，會轉變成焦麩胺酸鈉，造成心跳加快、失眠，這也是大家常聽到的「中國餐館綜合症」。

味精的製造源於日本，早年是從海藻提取或麵筋水解而來，現在則大多使用澱粉、糖蜜為原料，以微生物發酵製成，當中主要的化學成分是麩胺酸鈉

（Monosodium glutamate，簡稱MSG）。麩胺酸鈉是一種胺基酸，也是鮮味的來源，新鮮食材中以昆布、海苔、乳酪、洋蔥、番茄含量較豐。

除了麩胺酸之外，另有一種鮮味劑稱為「核苷酸」，提鮮的效果比胺基酸強；業界最常使用的有兩種，一是柴魚（鰹魚）、小魚乾、乾蝦米、雞肉、豬肉、牛肉當中所含的成分「肌苷酸（inosine monophosphate，IMP）」，另一種是「鳥苷酸（Guanosine monophosphate，GMP）」，在乾香菇、松茸等菇菌類中含量豐富，市售「高鮮味精」便是添加了這兩種核苷酸，雖然用量減少，鮮度卻更勝一般味精。

將胺基酸類的鮮味物質和核苷酸類的鮮味物質複合使用，比單獨使用效果更好、鮮味更足，這也是高湯塊、風味調味粉當中普遍含有的成分。

市售「味精」是麩胺酸鈉的俗名，麩胺酸是一種神經傳導物質，外來的麩胺酸納是一種興奮性毒素，會讓大腦處於過度興奮的狀態，使腦細胞損傷、死亡，觸發學習障礙、阿茲海默症等疾病。麩胺酸鈉持續十分鐘受到100℃以上的高熱，會轉變成對人體有害的焦麩胺酸鈉，造成心跳加快、心悸、失眠等症狀，而且不易代謝，因此最好在起鍋前才添加這些調味料，以降低可能的傷害。

天然鮮味粉

市售「味精」是麩胺酸鈉的俗名，麩胺酸是一種神經傳導物質，醫學界曾有不少關於味精安全性的討論，並未證實長期食用味精會對健康產生任何影響。但是味精中含鈉，過多攝入會增加腎臟負擔及引起高血壓。中老年人對鈉的攝入尤為敏感，所以，老年人和患有高血壓、腎病、水腫等疾病的人應該少吃味精。當食用味精過多，超過身體的代謝能力時，甚至會導致血液中麩胺酸含量增高，限制人體對鈣、鎂、鋅等必需礦物質的利用。另外研究發現，麩胺酸鈉受到100℃以上的高熱超過十分鐘，會轉變成對人體有害的焦麩胺酸鈉，造成心悸、心跳加快、失眠等症狀，而且不易代謝影響健康，因此最好在起鍋前才添加味精，以降低可能對身體的傷害。吃了過多味精或喝下高湯塊調味的湯底，有些體質特別敏感的人會出現頭痛、發熱、臉部潮紅及腫脹、心跳加速、後頸緊繃、呼吸急促的不適症狀，這些症狀大多不嚴重，很快就消失，這種現象被統稱為「中國餐館症候群」。

材料：乾香菇四朵、杏仁小魚乾一小把、乾蝦米（櫻花蝦）一小把、柴魚片一小把

做法：把乾香菇、小魚乾、乾蝦米、柴魚放進咖啡磨豆機，磨好後即是天然鮮味粉。

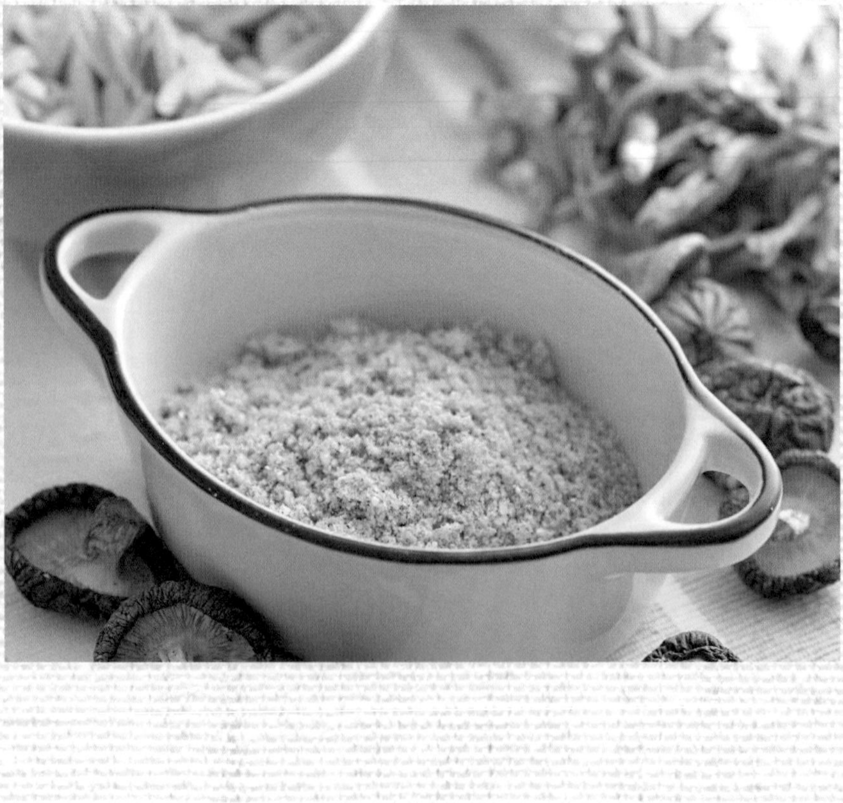

天然鮮味高湯

市面上強調方便、美味的高湯塊粉，主要鮮味來源和味精如出一轍，但成分卻複雜許多。所以，不妨自己熬煮高湯，美味、健康又安全！

材料：乾香菇五朵、小魚乾一小把、海苔三小片

做法：把乾香菇、小魚乾、海苔放進磨豆機，磨好後將粉加入煮沸湯中，就是美味的高湯。

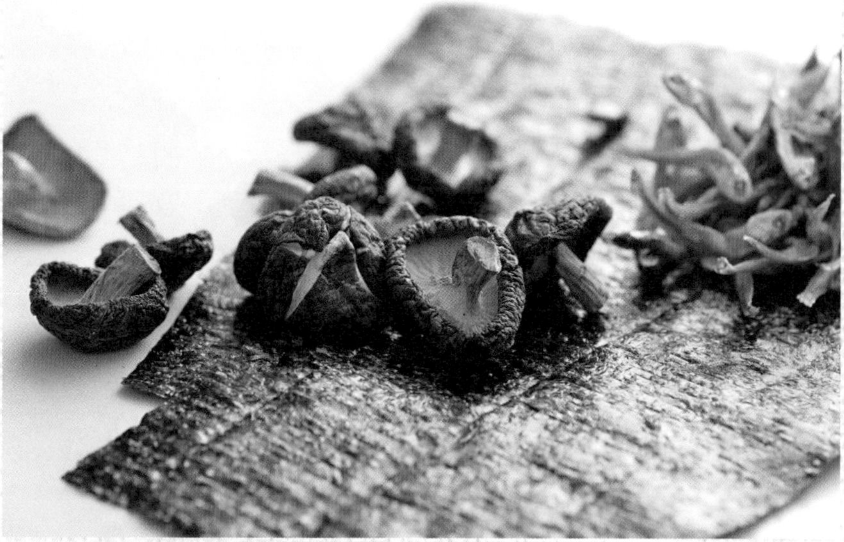

自製天然番茄醬

酸酸甜甜的番茄醬是各種食物的好搭檔，用來炒飯或是沾薯條、雞塊，增添了許多風味。但大家可能不知道，番茄醬也可能一點番茄的成分都沒有，全部都是用化學香料製成的，只要有黏稠劑、色素、番茄香料、糖精、醋、鹽，就能製作出「化學番茄醬」，這種番茄醬吃多了，對身體一定會造成負擔，還是純天然的「尚好」！

材料：紅番茄三個（約四百克）、洋蔥半個、紅麴一小匙及胡椒粉少許，橄欖油一湯匙

調味料：糙米醋或蘋果醋三大匙（四十CC）、海鹽一小匙、紅冰糖四十克

做法：

❶把新鮮番茄洗淨切塊、洋蔥洗淨切片和橄欖油一起放入鍋中煮軟約五分鐘。

❷將煮軟的材料加上紅麴、胡椒粉及所有調味料，放入食物調理機打成泥，用濾網濾渣。

❸在鍋中放入打碎的番茄濃漿，用中火煮至湯汁變稠後，即成天然番茄醬。

❹把製作完成的番茄醬倒入乾淨的玻璃瓶，鎖上瓶蓋，等冷卻後放到冰箱保存，未開罐的話可以放上三個月。

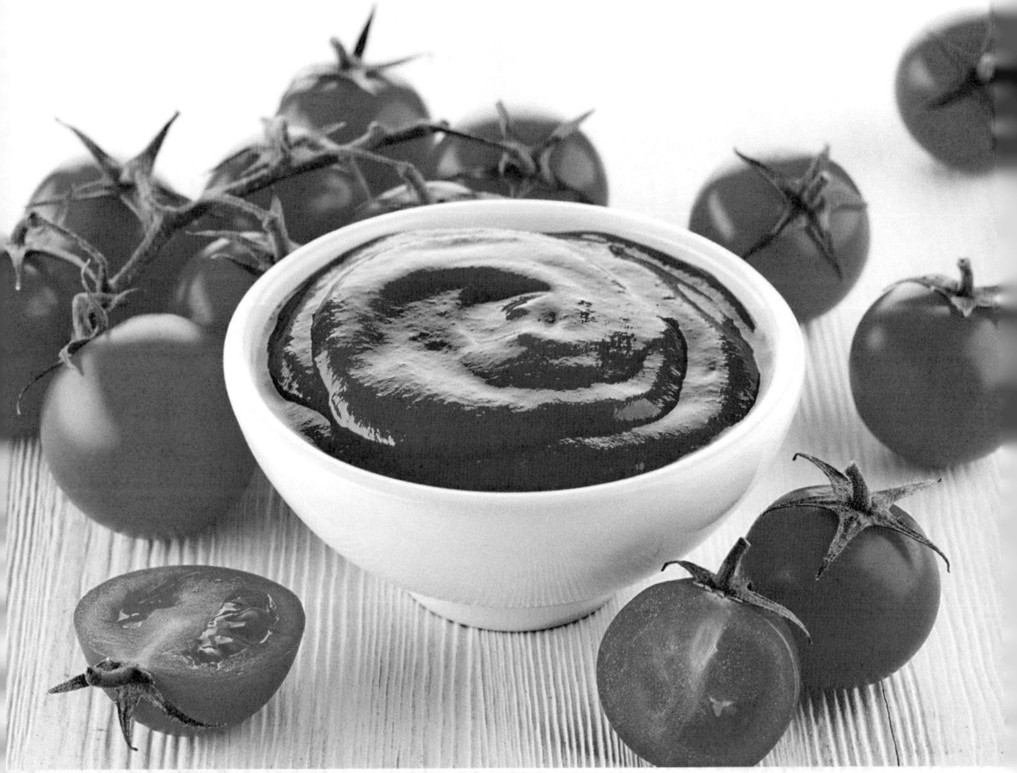

自製天然甜辣醬

甜辣醬是老少咸宜的醬料，搭配不同食物可以增加色香味及食欲。每一百克番茄醬或甜辣醬，熱量約一百二十卡，但含鈉量都高達一千六百毫克以上，所以使用時除了注意色素、香料等食品添加物以外，還要注意高鈉對於身體的負擔，水腫及高血壓患者不能過度食用。

● **材料**：紅番茄兩個（約三百克）、紅辣椒兩根

● **調味料**：果寡糖六十ＣＣ、蓮藕粉十克、蘋果醋三大匙、海鹽兩小匙

● **做法**：

❶將紅透番茄洗淨燙熟後去皮，加入紅辣椒，用食物調理機打成泥，用濾網濾渣備用。

❷將打碎的番茄辣椒泥放入鍋子中，再加入調味料攪拌均勻，以小火煮開成稠狀即可。

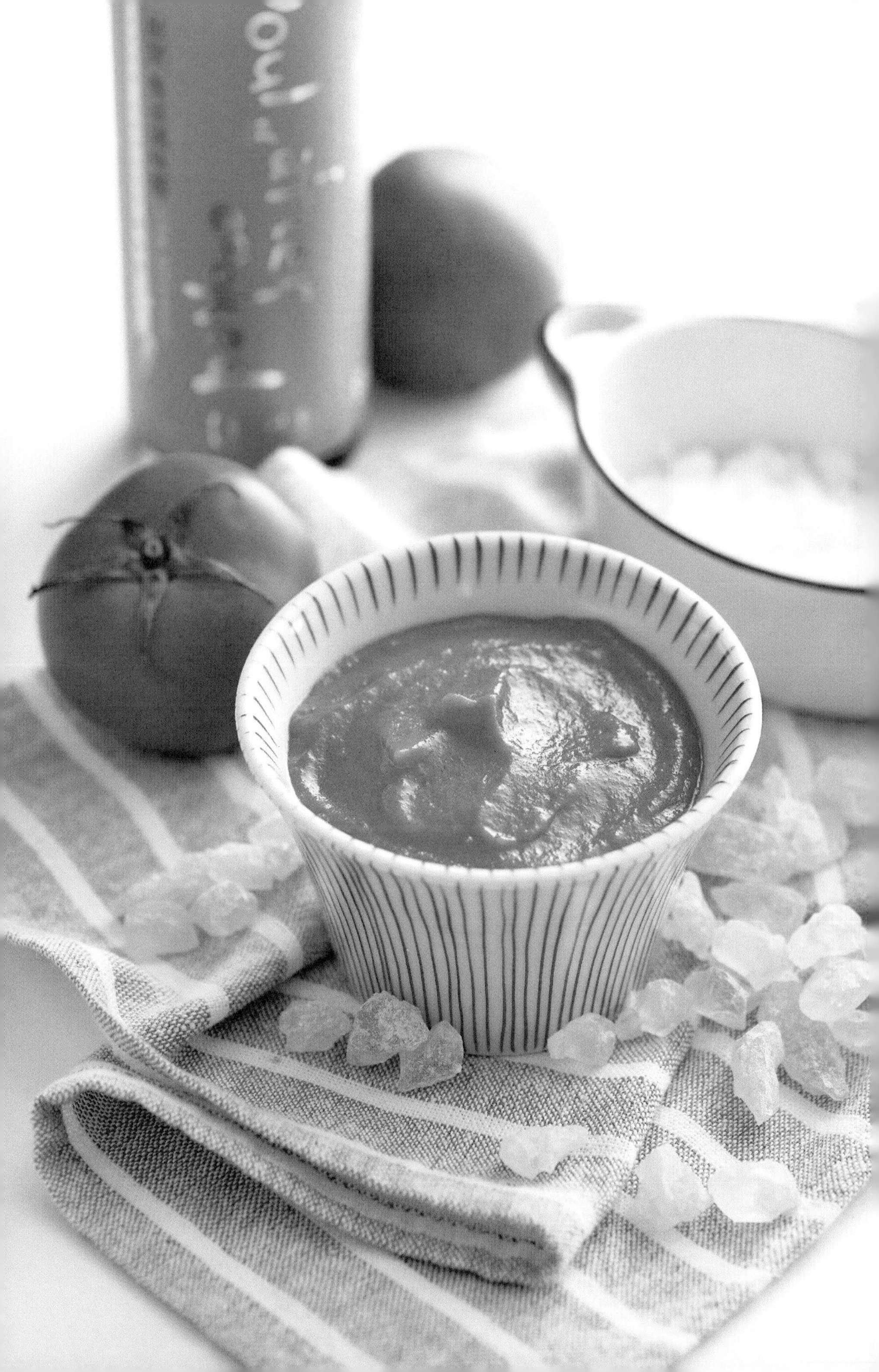

沙拉醬

一般我們吃的沙拉醬，是由雞蛋加油製成的，但有些黑心商人連雞蛋都不願意使用，改用油漆原料製作。二氧化鈦是塗料業常用的物質，可以使油漆色彩顯得更明亮，有些業者會使用在沙拉醬中，讓色彩更誘人。

為了避免吃到來路不明的沙拉醬，不妨自己在家做沙拉醬，天然又健康！

豆腐堅果美乃滋

●**材料**：傳統豆腐四百克、腰果六十克、檸檬汁五十CC、蘋果醋五十CC、紅冰糖或果寡糖四大匙（六十克）、Udo's Oil有機健康均衡油或葡萄籽油五十CC

●**做法**：將傳統豆腐瀝乾後加入腰果、檸檬汁、蘋果醋、紅冰糖、Udo's Oil或葡萄籽油，用全食物調理機打成美乃滋即可。

豆腐芥末美乃滋

●**材料**：豆腐堅果美乃滋兩百CC、黃芥末醬三十CC

●**做法**：將豆腐堅果美乃滋加入黃芥末醬，拌勻即可。

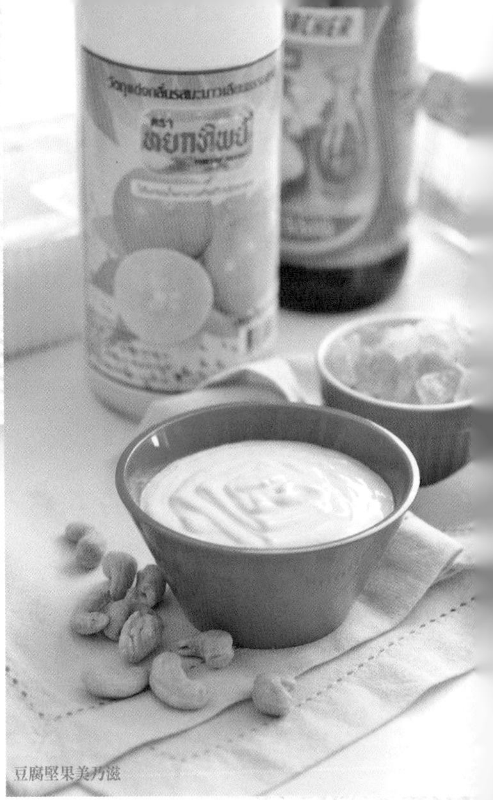

豆腐堅果美乃滋

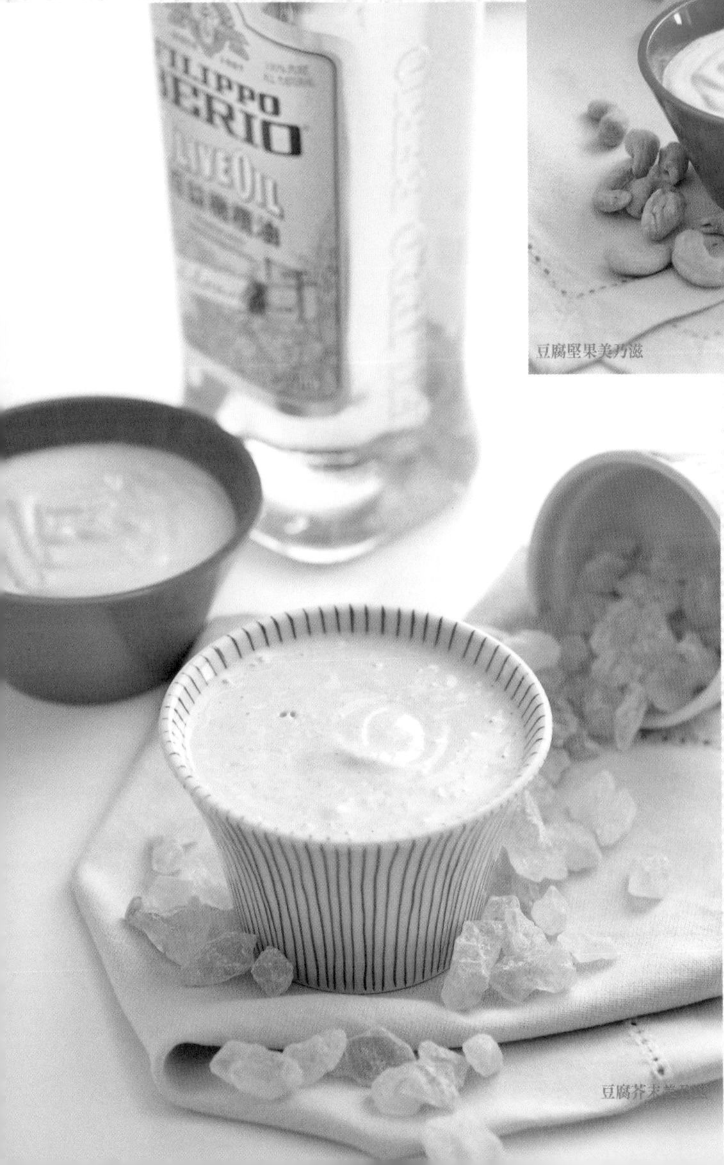

豆腐芥末美乃滋

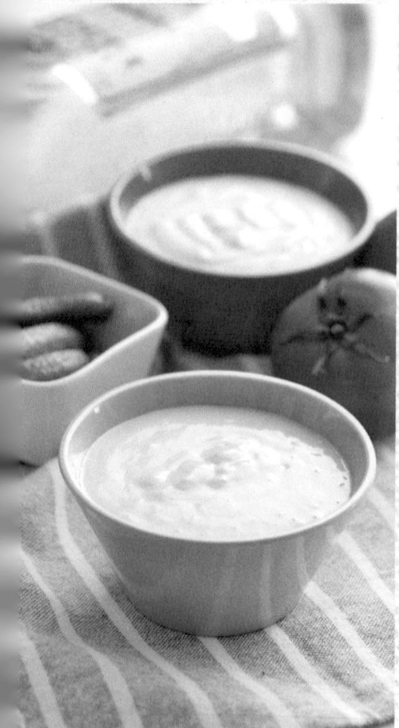

豆腐千島醬

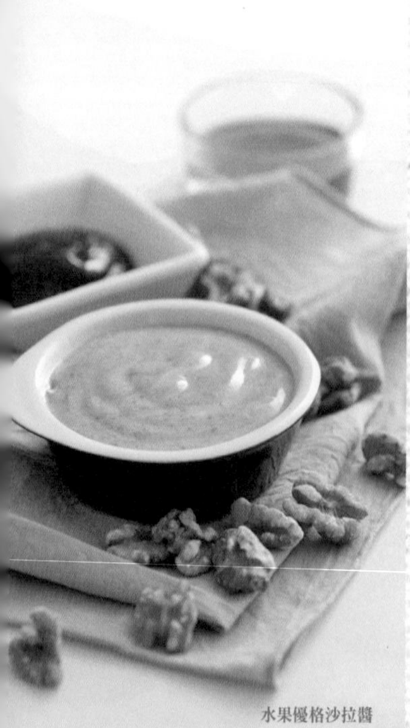

水果優格沙拉醬

豆腐千島醬

● **材料**：豆腐堅果美乃滋200cc、番茄醬50cc、酸黃瓜適量

● **做法**：將豆腐堅果美乃滋加入番茄醬及切丁的酸黃瓜拌勻即可。

水果優格沙拉醬

● **材料**：無糖優格300cc、藍莓、落神花或桑葚果醬50g、核桃40g(或Udo's Oil或亞麻仁籽油15cc)

● **做法**：將所有材料加入果汁機打成醬，可沾生菜或麵包食用。

PART 3

美味又健康的手作料理

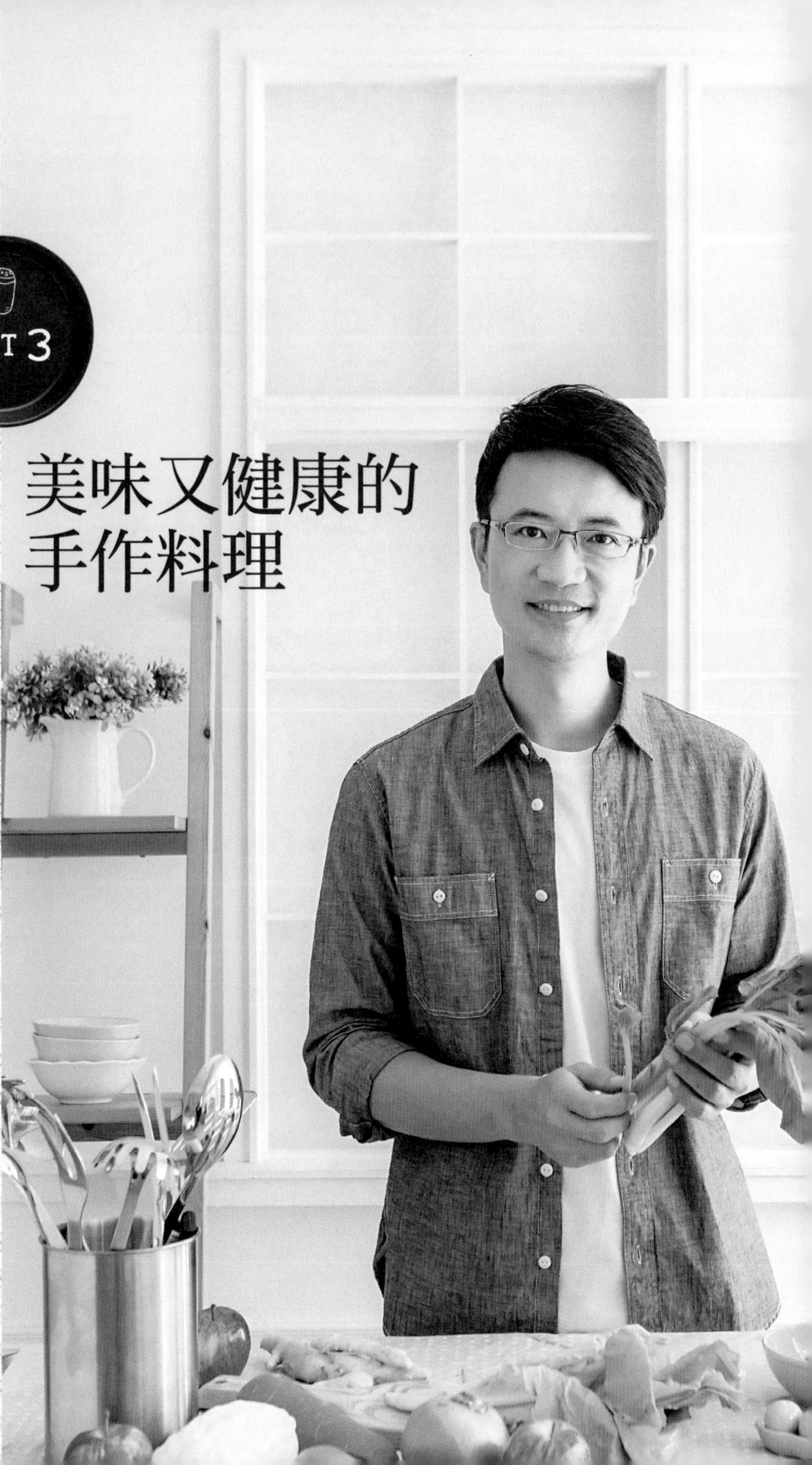

麻香百菇飯

材料：

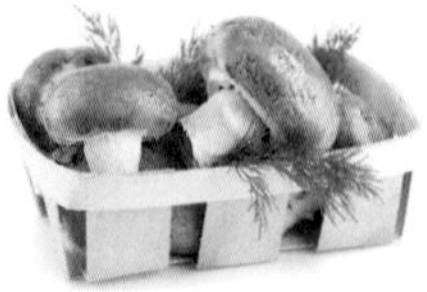

糙米 3 杯、乾香菇 4 朵、舞菇 20g、雪白菇 50g、秀珍菇 3 朵、老薑一塊(約切 4 小片)、芝麻香油 20 毫升、醬油 30 毫升

做法：

❶ 糙米 3 杯加入 6 杯水，泡 6 小時備用或使用發芽糙米 3 杯。

❷ 將乾香菇 4 朵洗淨後泡 3 杯水，約 15 分鐘後取出切絲備用，香菇水當高湯備用。

❸ 在鍋子內放入香油，炒香薑片及香菇絲。

❹ 將炒香薑片、香菇絲及泡好的糙米、香菇高湯、醬油放入電鍋後，把各種菇類鋪在米上，蓋上鍋蓋。

❺ 等電鍋跳到保溫模式後稍微攪拌均勻，蓋上鍋蓋，再燜 5 分鐘即可食用。

王老師的小叮嚀

舞菇也可以用鴻喜菇取代，鴻喜菇的菌傘在濕潤時會稍微黏滑，煮熟後柔滑爽口，但菌柄脆韌鮮嫩，略具清淡的苦味，所以也被稱為「靈芝菇」。

白色品種的鴻喜菇，營養成分高，除了低醣、低脂之外，也富含高蛋白與高纖維，所含氨基酸種類齊全，包括十八種人體必需氨基酸，其中賴氨酸、精氨酸的含量更是高於一般菇類，有助於青少年身高與智力的發展。選購時以菇體完整無傷、顏色均勻、有光澤、有彈性，沒有軟化萎縮、顏色變為褐色者為佳。

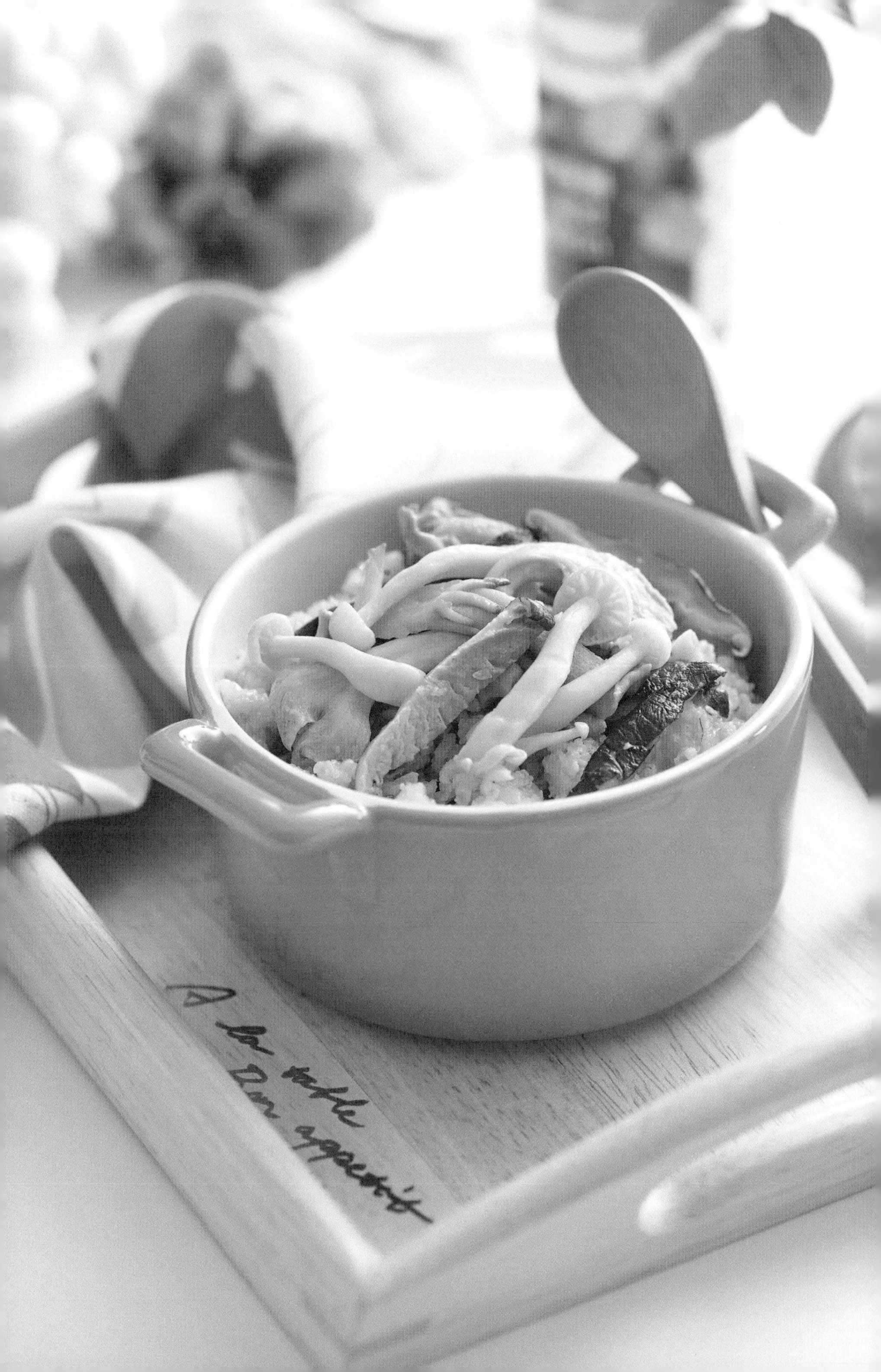
A la table
Bon appetit

雞蛋蒸肉

材料：

豬絞肉450g、雞蛋1顆、青蔥2支、大蒜4瓣、自製醬瓜1條、醬油膏1大匙（50cc）、胡椒粉1茶匙

做法：

❶ 將自製醬瓜切丁、蒜頭切末、蔥白切末、蔥綠切成小段備用。
❷ 將蛋白與蛋黃分開，絞肉裡加入蛋白與調味料攪拌均勻，讓調味料充分吸收。留少許蔥綠，待蒸好後撒上。
❸ 將拌好的絞肉放入容器，中間用湯匙壓一個洞，放入蛋黃，在電鍋的外鍋加入1杯水蒸20分鐘，食用前撒上蔥綠即可。

自製天然醬瓜

材料：

小黃瓜8條、紅辣椒2支、醬油200cc、糙米醋或蘋果醋100cc、紅冰糖150g

做法：

❶ 將小黃瓜、紅辣椒洗淨後對切備用。
❷ 將所有調味料在鍋中煮滾後放入小黃瓜及紅辣椒，再次煮滾至小黃瓜表皮變黃綠色即可。
❸ 把小黃瓜、紅辣椒及所有湯汁倒入乾淨的玻璃瓶，鎖上瓶蓋，等冷卻後放到冰箱保存，一天後即可食用。將醬瓜與湯汁分開冷藏，可以放上一個月。

王老師的小叮嚀

一般說來，紫色洋蔥的水分含量比一般洋蔥多，加上纖維較少，在國外常常被拿來當成沙拉吃。紫色洋蔥的花青素含量極高，花青素是類黃酮物質，也是非常好的抗氧化物，常見於帶有紫紅色外皮或果肉的蔬果中。可依照個人喜好，在絞肉中加入少許麻油，更添香味。絞肉攪拌時盡量維持同一方向，一邊攪拌、一邊甩打肉團在容器中，肉團會更Q更彈牙！

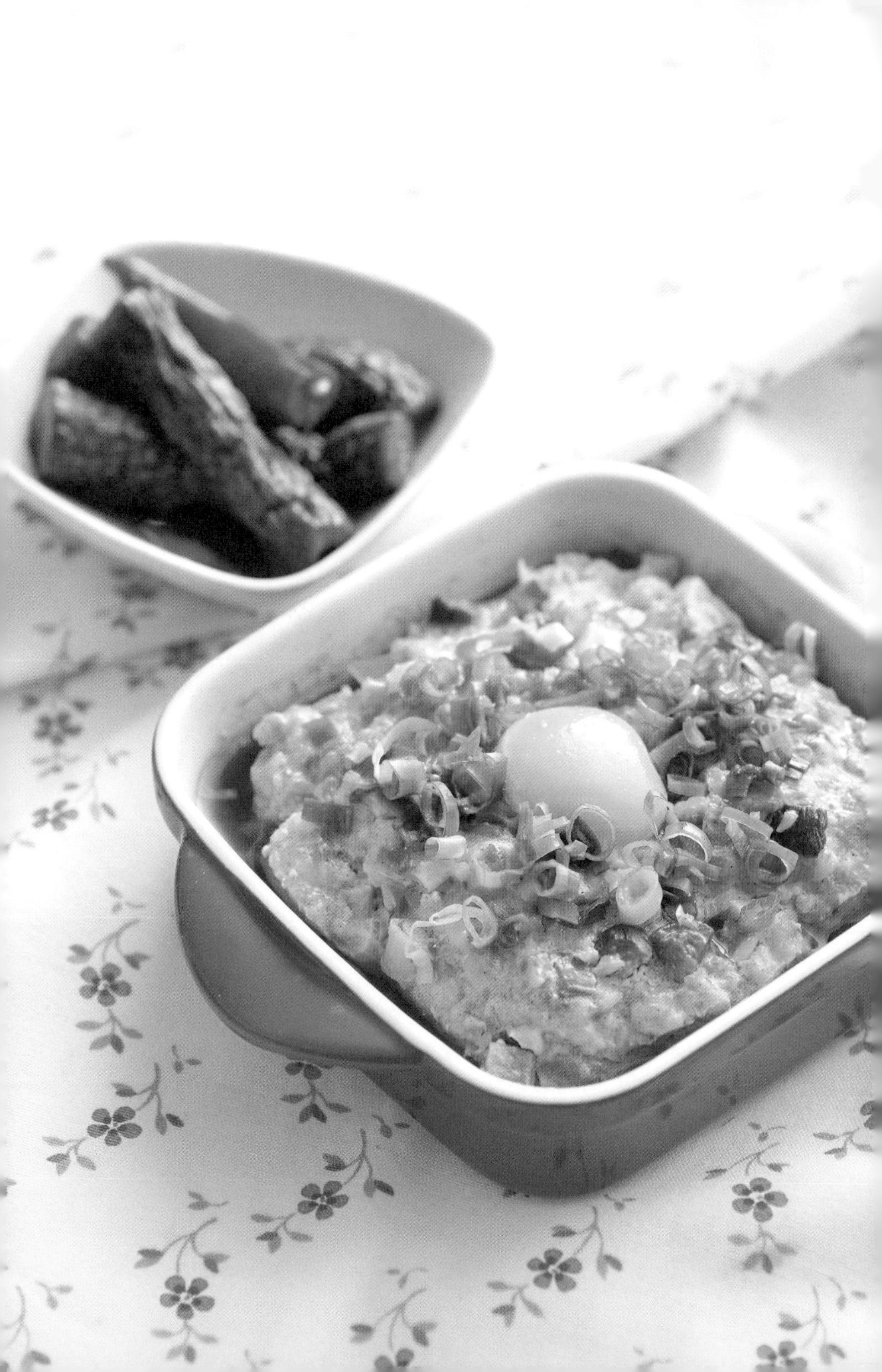

雙豆香滷雞腿

材料：

黑豆半碗（150g）、埃及豆1碗（300g）、雞腿6支、紅辣椒2支、老薑6片、大蒜8個、八角3個、黑麥汁350cc、醬油100cc、黑糖30g、水1碗（200cc）

做法：

❶ 將黑豆及埃及豆洗淨後，放入5碗溫水泡3個小時。

❷ 將雞腿洗淨後擦乾，用平底鍋將兩面煎黃備用。

❸ 將雞腿、黑豆、埃及豆、水及其他材料放入電鍋中燉煮1小時。

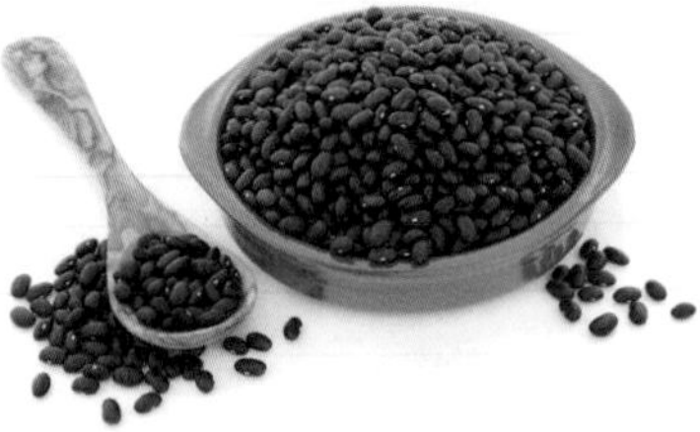

王老師的小叮嚀

埃及豆又名「鷹嘴豆」，外形像剛出生小鳥的頭部，因此也稱為「雞豆」，別名「雪蓮子」。它的營養成分非常高，蛋白質、胺基酸含量在豆類中數一數二，因而享有「黃金豆」的美譽，是長期茹素者及生機飲食者用來補充營養的好食材。此外，許多文獻記載黑豆及埃及豆屬於低醣高纖食物，非常適合高血糖、高血脂或是高血壓患者食用。燉煮或滷食物加入黑豆，除了增加營養及風味以外，還可以增加上色功能，減少醬油用量。

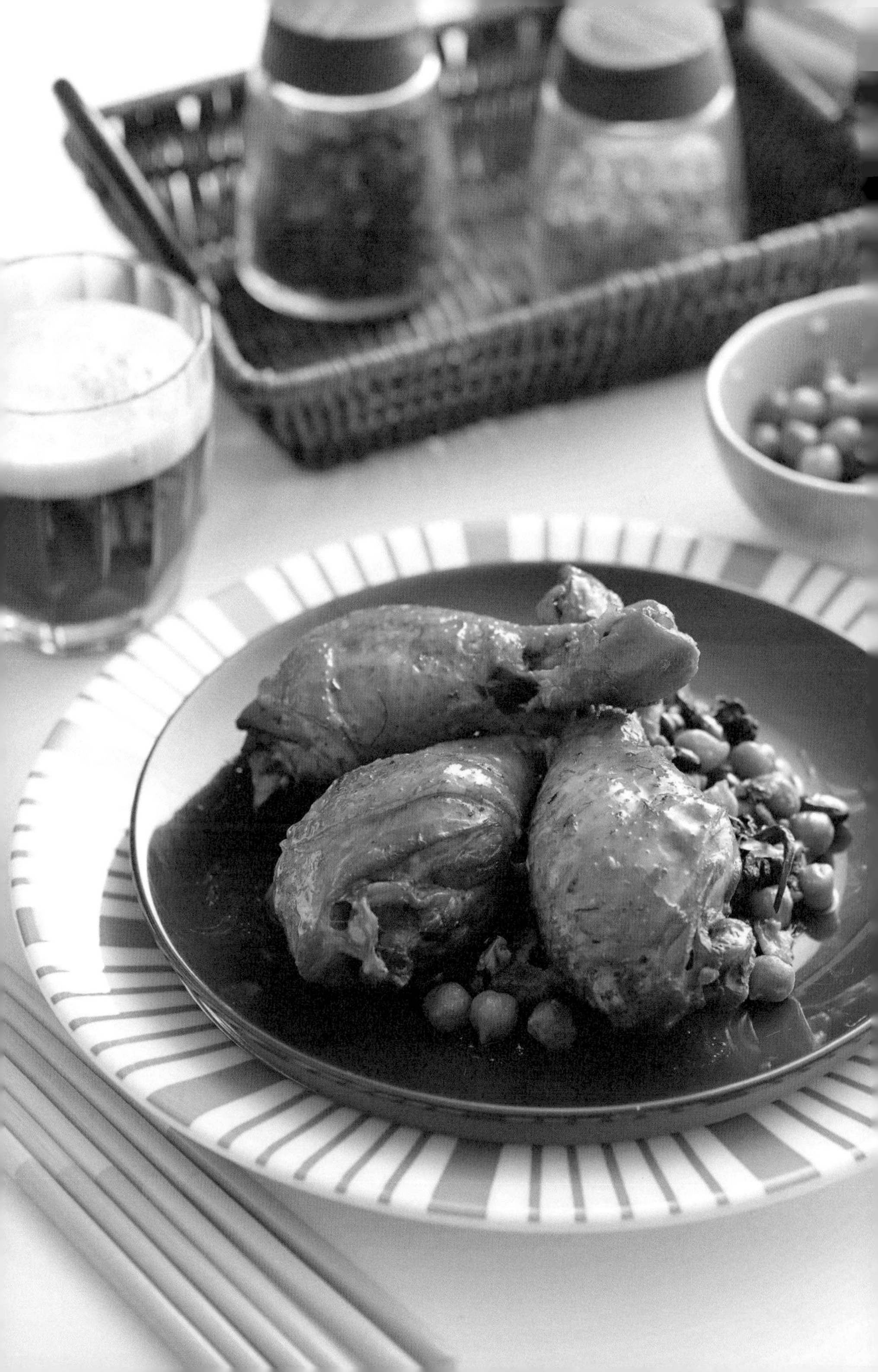

蔥燒佃煮秋刀魚

材料：

秋刀魚 3 條、薑 5 片、青蔥 8 支、醬油 60cc、黑醋 50cc、水 120cc、桂圓紅棗蜜或紅冰糖 50g、米酒 1 湯匙

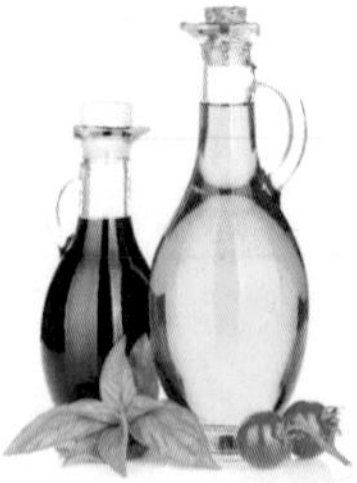

做法：

❶ 將秋刀魚洗淨後切段備用。

❷ 將蔥白切段鋪底，和其他材料一起放入陶鍋後，擺上秋刀魚。

❸ 將陶鍋放入電鍋中燉煮 1 小時，撒上蔥花即可食用。

王老師的小叮嚀

秋刀魚的營養成分豐富，所含 EPA、DHA 比鰻魚還高，味道好、價格也便宜。秋刀魚的腥味較重，採用日式佃煮的方式烹煮，多了鮮味、少了腥味，秋刀魚的刺也被煮得酥酥軟軟的，免除了多刺的麻煩。烹煮的時候全程要以最小火慢燉，以免魚肉跟魚骨分離。

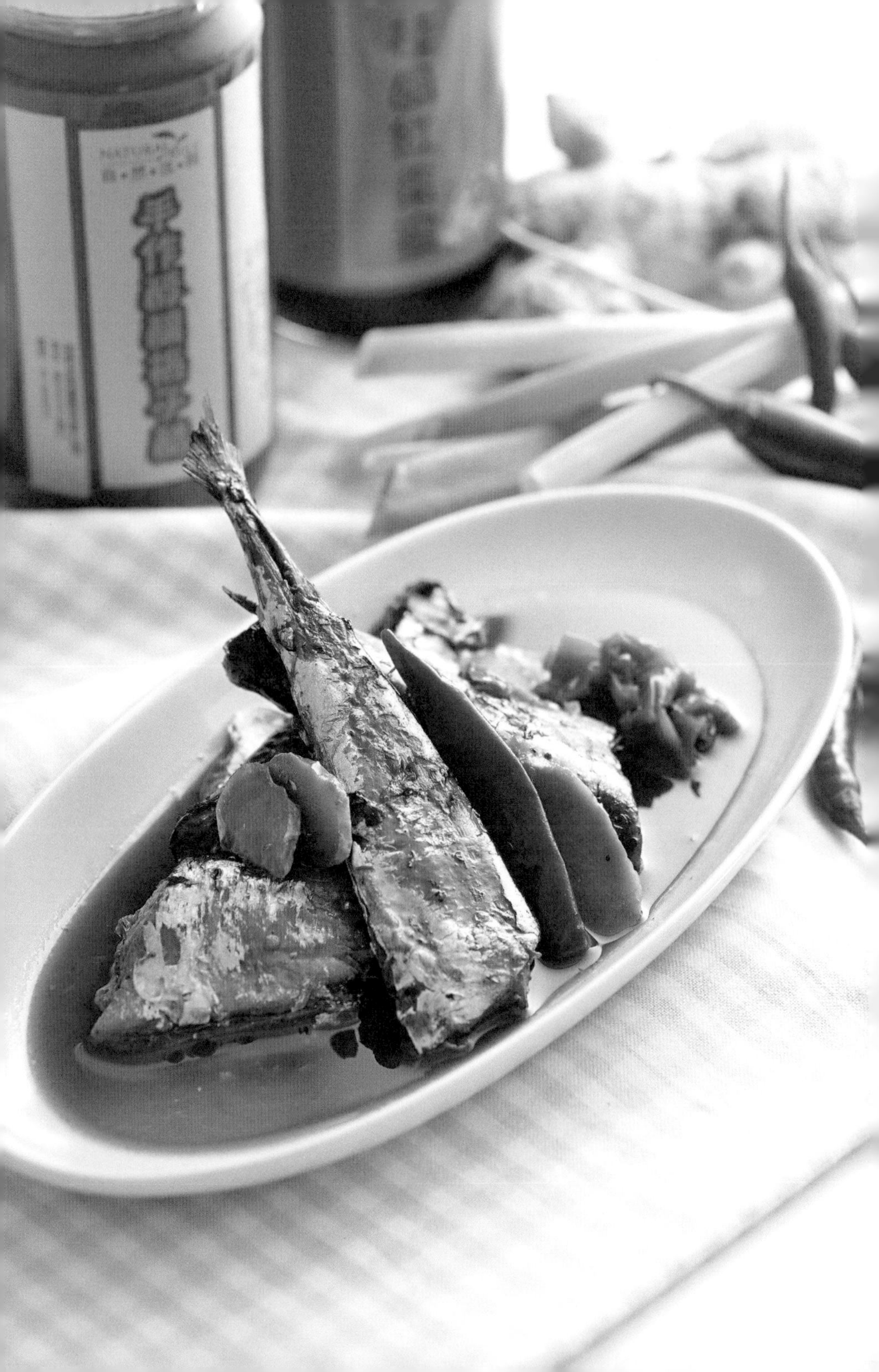

洋蔥豆腐鮭魚鍋

材料：

黃豆芽一碗、大蒜5顆、洋蔥半顆、傳統豆腐1塊、鮭魚1片、味噌1湯匙、海鹽1小匙、水1500cc、玄米油1小匙、九層塔或芹菜末

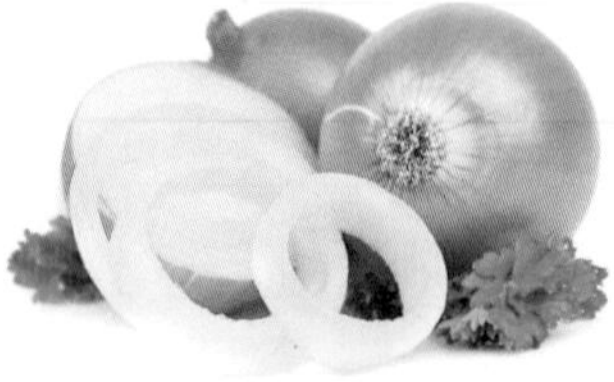

做法：

❶ 將黃豆芽、洋蔥洗淨，傳統豆腐切塊，大蒜及洋蔥切片備用。
❷ 將玄米油加熱，放入大蒜、洋蔥拌炒提味，放入鮭魚後再加1500cc的水。
❸ 煮沸後加入黃豆芽、豆腐及海鹽，以小火燉煮10分鐘，食用前加入味噌，再放入九層塔或芹菜末調味即可。

王老師的小叮嚀

洋蔥、番茄都是具有養生功效的食物，黃豆芽、豆腐與鮭魚具有優質蛋白質與維生素，非常適合老人家以及發育中的小朋友食用。提醒大家，這道菜不需要添加任何加工食品，例如貢丸、餃類，也不要加雞粉、雞湯塊等人工調味料，如果想要增添湯頭風味，可以先用豬骨加一點醋熬湯，醋可以釋出大骨中的鈣質，增添營養價值。

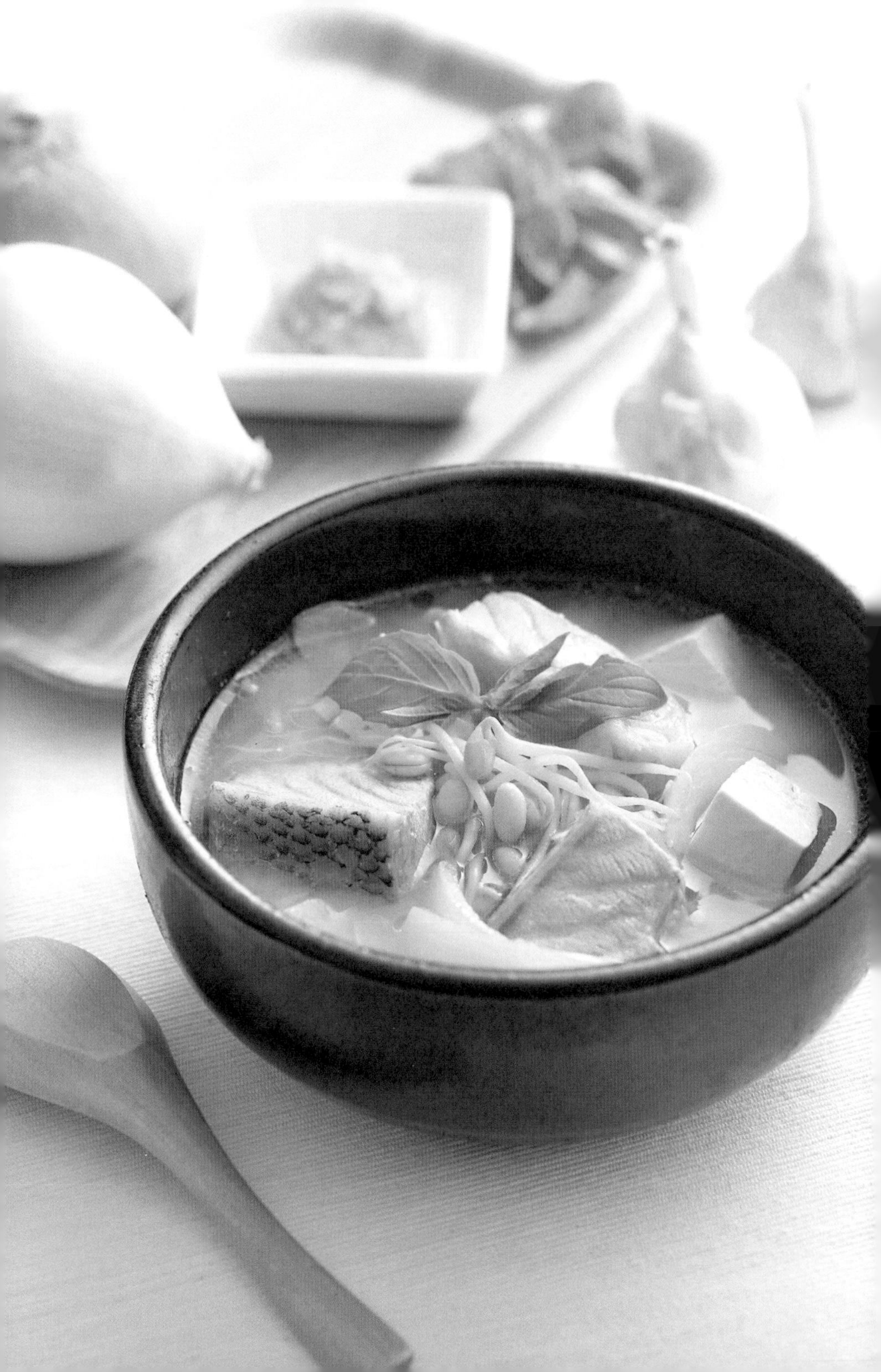

涼拌太極木耳

材料：

小朵乾黑木耳半碗（30g）、乾白木耳半碗（20g）、薑絲60g、枸杞少許、紅辣椒絲少許、海鹽1茶匙、梅子醋100cc、紅冰糖4大匙、芝麻香油或大蒜健康均衡油1匙

做法：

❶ 將乾黑木耳、乾白木耳洗淨後泡水10分鐘，用一鍋水燙熟後瀝乾備用。

❷ 將梅子醋煮滾後加入紅冰糖及海鹽溶解後，淋上黑、白木耳，加入薑絲、枸杞、紅辣椒絲，拌勻後即可食用。

王老師的小叮嚀

黑木耳富含膳食纖維，可以幫助腸胃蠕動，有助於改善便秘，保護腸胃、美容養顏與強化免疫力，並且能降低血液黏稠度，預防或溶解血栓，緩和冠狀動脈粥狀硬化。此外黑木耳具有活血功效，因此女性需注意避免在生理期大量食用。

有許多文獻指出，白木耳（銀耳）有降低膽固醇、穩定血糖、提高免疫機能的功效，加上熱量低、又富含膠質，尤其適合怕胖的人食用。患有慢性支氣管炎、肺病、高血壓、便秘、產後虛弱者都很適合用白木耳調理。白木耳含有特殊的膠質，常吃的話可以補充皮膚流失的膠質，讓皮膚保水度增加。

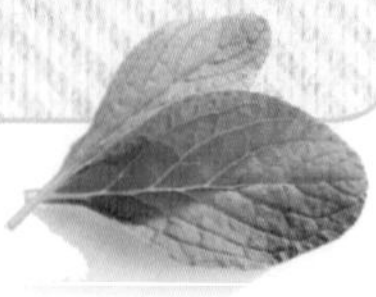

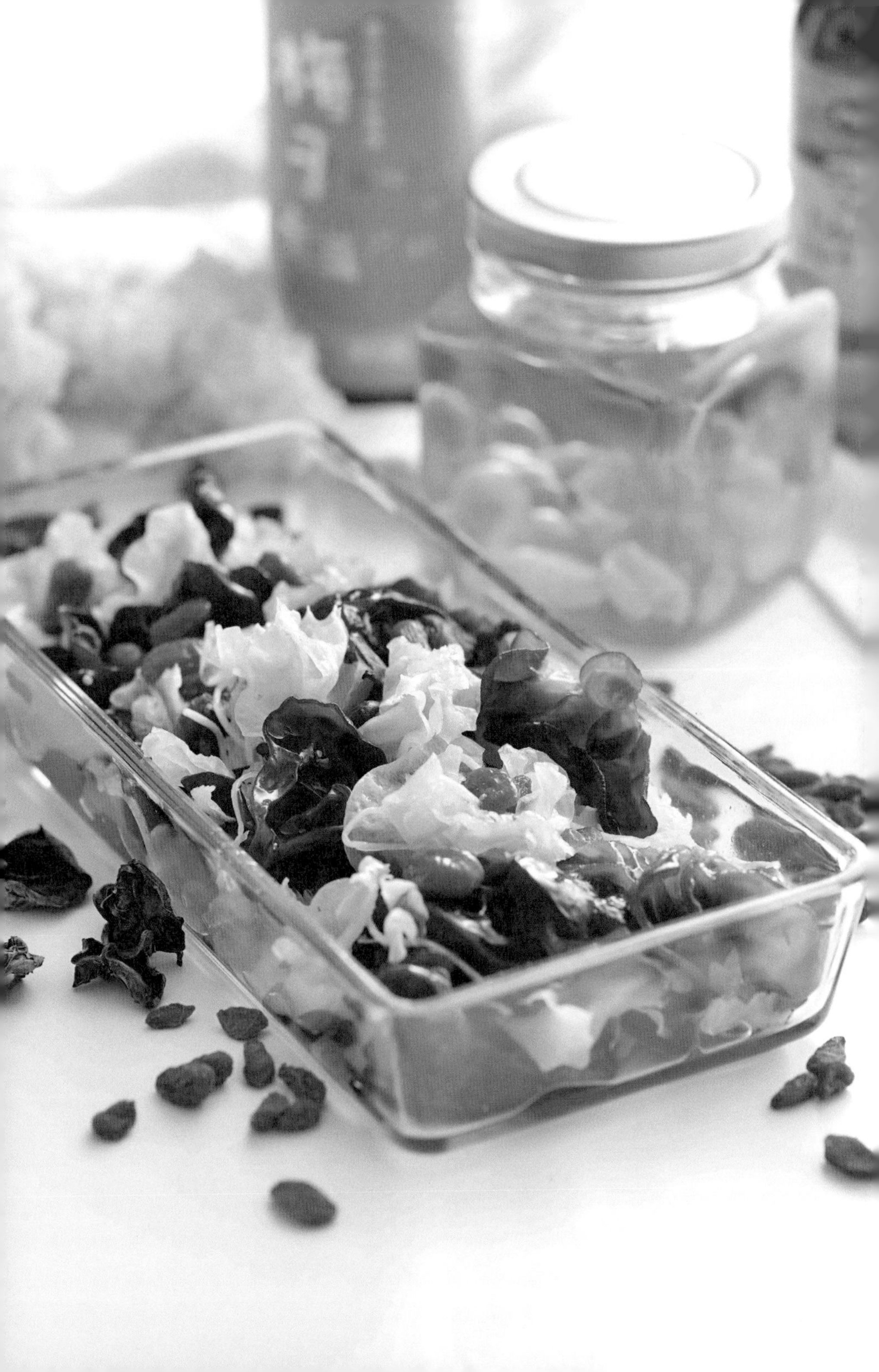

五味蘆筍松阪豬

材料：

松阪豬肉400g、青蘆筍300g、綠豆芽100g、老薑5片、水1000cc、醬油膏1大匙、番茄醬1大匙、蘋果醋1大匙、寡糖1大匙、香油1/2大匙、蔥花及蒜末少許

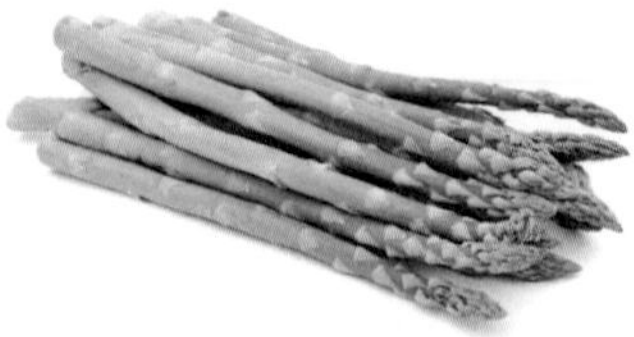

做法：

❶ 將松阪豬肉洗淨後切成條狀、青蘆筍洗淨後備用。
❷ 在鍋子中加水煮滾後，放入薑片及松阪豬肉，等再次水滾開後放入蘆筍及綠豆芽燙約40秒（視蘆筍的粗細決定燙熟撈起的時間）撈起，高湯可以加入味噌及青蘆筍丁煮湯。
❸ 把松阪豬肉及蘆筍取出瀝乾，將松阪豬肉切薄片鋪在蘆筍上。
❹ 將所有調味料拌勻後淋上即可。

王老師的小叮嚀

松阪豬肉是頭頸間部位的肉，是所有豬肉中口感最佳的！每頭豬所能生產的「松阪豬肉」只有兩片，每片約200公克，肉色比起其他部分白嫩許多。經汆燙或煎烤後，肉質甜美而不膩、嫩中帶脆，還有肉香味。
松阪豬油脂與膠質分布均勻，久煮不爛，保持Q嫩的口感，不論燒烤、涼拌都非常適合。

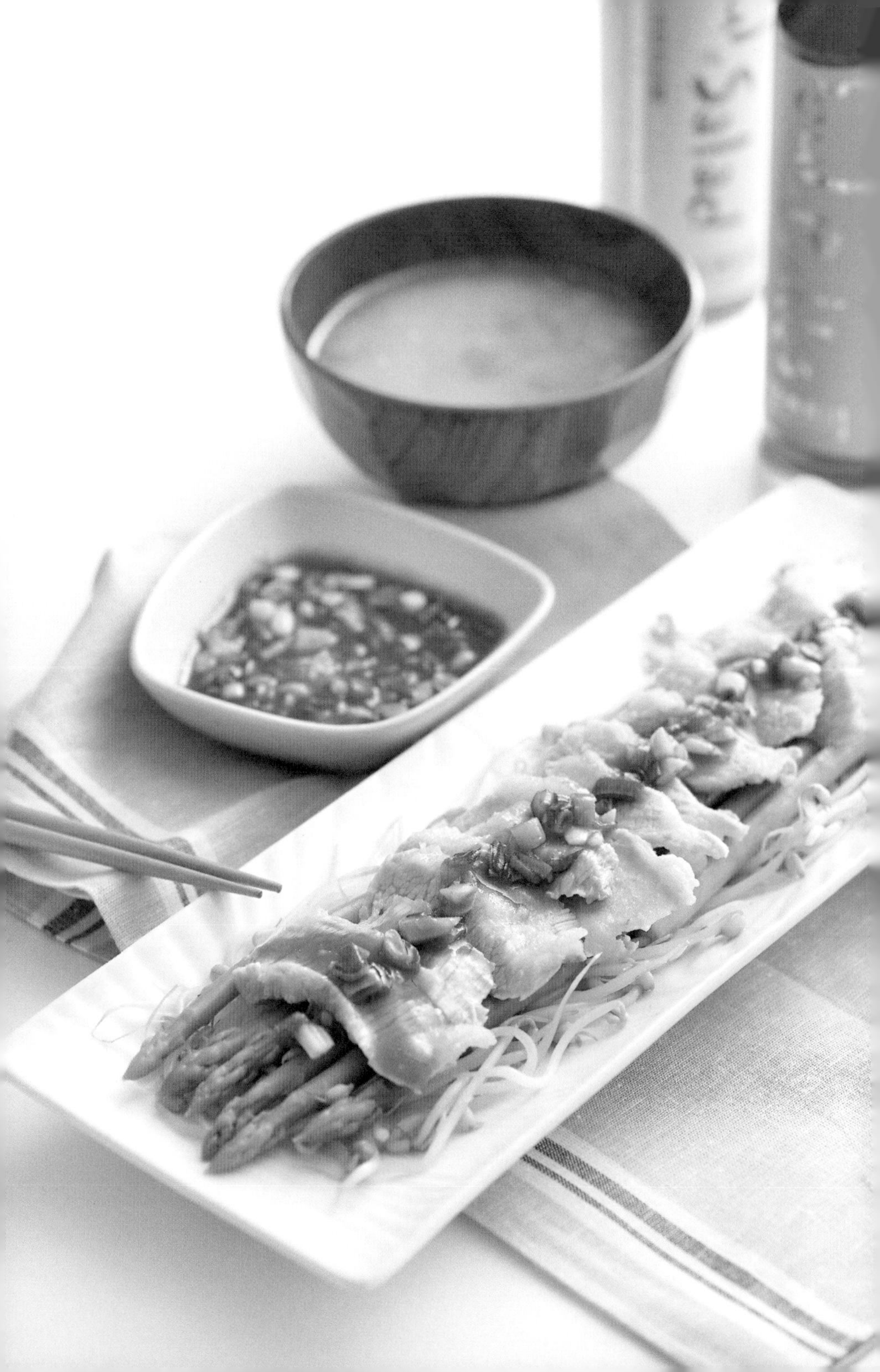

蒜油綜合蔬菜

材料：

高麗菜500g、紅蘿蔔300g、茭白筍4根、青花椰菜400g、鮮香菇及杏鮑菇各2朵、海鹽1小匙、水30cc、大蒜健康均衡油一大匙〔Udo's 369有機健康均衡油400cc或冷壓橄欖油（或苦茶油）100cc、葡萄籽油(或葵花油)100cc、有機亞麻仁籽油200cc、大蒜8個〕

做法：

❶ 將大蒜去皮後拍碎放入玻璃罐中，加入Udo's 369有機健康均衡油或冷壓橄欖油、葡萄籽油、有機亞麻仁籽油，放置冰箱冷藏1天製成大蒜健康均衡油備用。
❷ 將高麗菜洗淨後切碎、紅蘿蔔及茭白筍洗淨後切片、青花椰菜、香菇及杏鮑菇洗淨後切片備用。
❸ 取不鏽鋼鍋放入高麗菜、紅蘿蔔、茭白筍、青花椰菜、香菇或杏鮑菇。
❹ 加水30cc後蓋上鍋蓋，開中小火至蒸氣冒出，轉小火約1～3分鐘（蔬菜切越小片，時間越短）。
❺ 食用前撒上少許海鹽及1大匙大蒜健康均衡油，拌勻即可。

王老師的小叮嚀

此道菜的重點在於冷泡蒜油，由於蒜油是由冷壓橄欖油、葡萄籽油、有機亞麻仁籽油為基底冷泡製成，因此油的品質非常重要，才能攝取正確均衡的必需脂肪酸。

在製作蒜油的時候，全程不能沾水，裝置的容器一定要擦乾，以免油品變質。大蒜盡可能不搗磨，而用拍碎切片的方式弄碎後，靜置10-15分鐘，讓它跟氧氣結合以後，產生大蒜素，可以有更好的養生效果。

保存時一定要密封冷藏盡快使用，可以保存兩週。若是拌沙拉可以只取上部的油，炒菜時取油蒜的混合物。

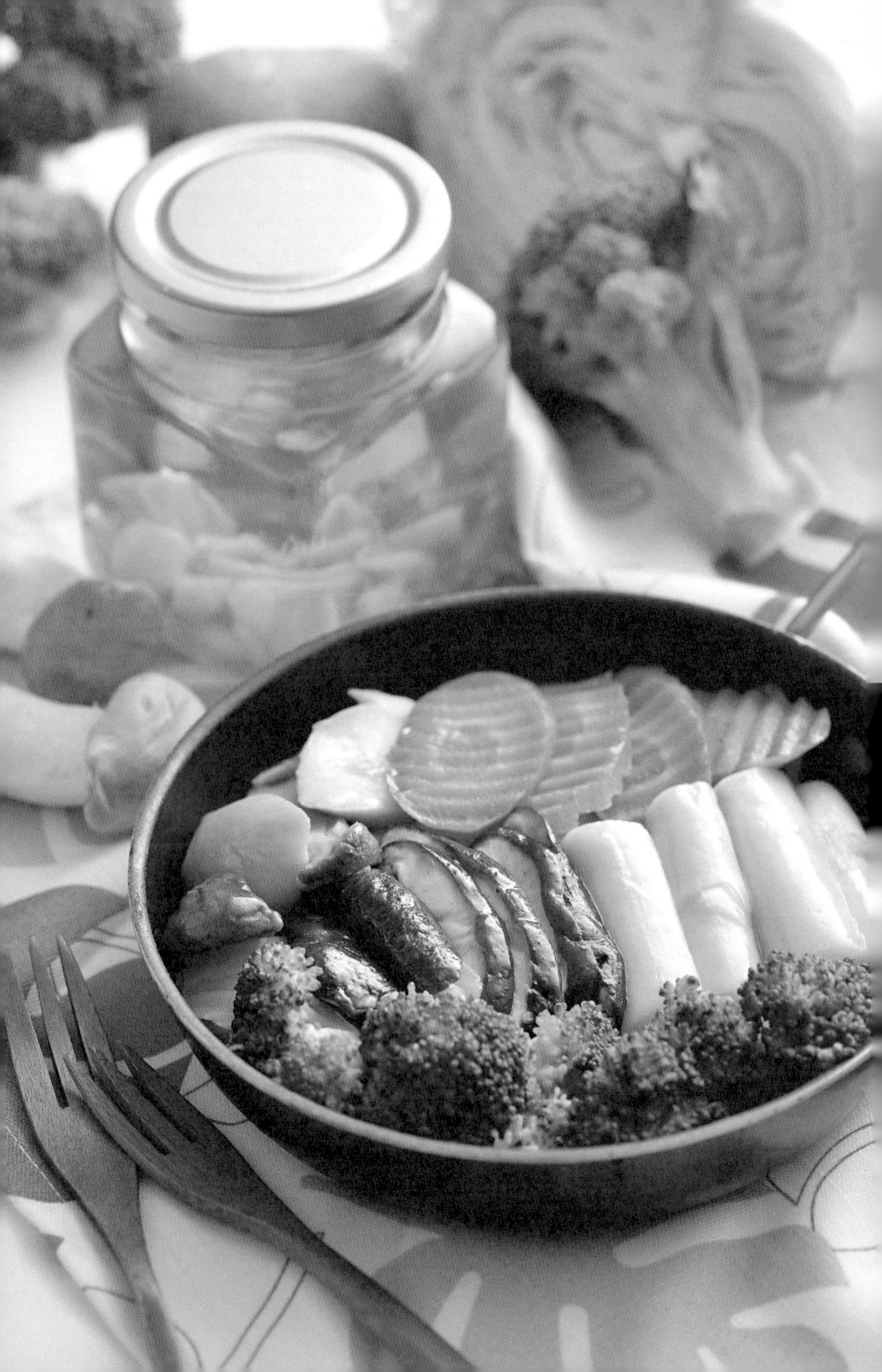

泡菜豆芽肉片

材料：

韓國泡菜 300g、五花肉片 300g、蒜苗 2 支、綠豆芽（或黃、黑豆芽）1 碗、梨子泥 2 大匙、醬油 1 大匙、蒜片少許

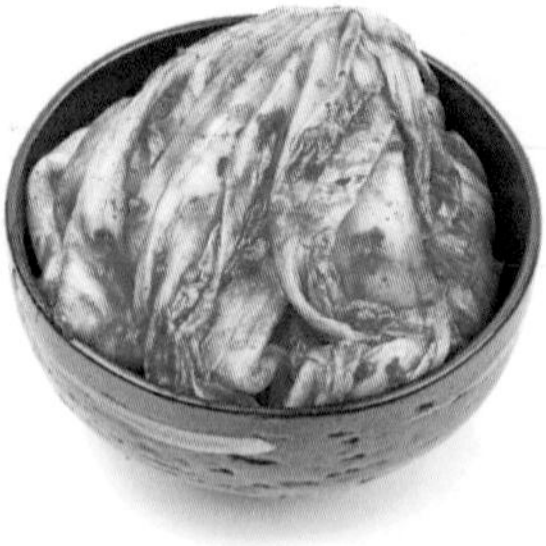

做法：

❶ 把蒜苗洗淨後切片、綠豆芽洗淨後瀝乾備用。
❷ 將不鏽鋼平底煎鍋預熱，放入五花肉及蒜片炒香。
❸ 加入韓國泡菜、梨子泥、蒜苗、醬油拌炒均勻後蓋上鍋蓋，以中小火燜約 3 分鐘。
❹ 起鍋前放入綠豆芽拌勻即可。

王老師的小叮嚀

韓國泡菜十分下飯，很適合作為便當菜。如果家裡的小朋友不太敢吃辣，建議可以先將泡菜上的辣椒用白開水過掉一些辣椒，再跟配菜及調味料一起翻炒，增加一點醬油量，如此一來，風味也不會減少。

梨子泥可購買韓式料理中常用的現成梨子醬。如果不喜歡五花肉過多的油脂，可以用梅花肉來替代。

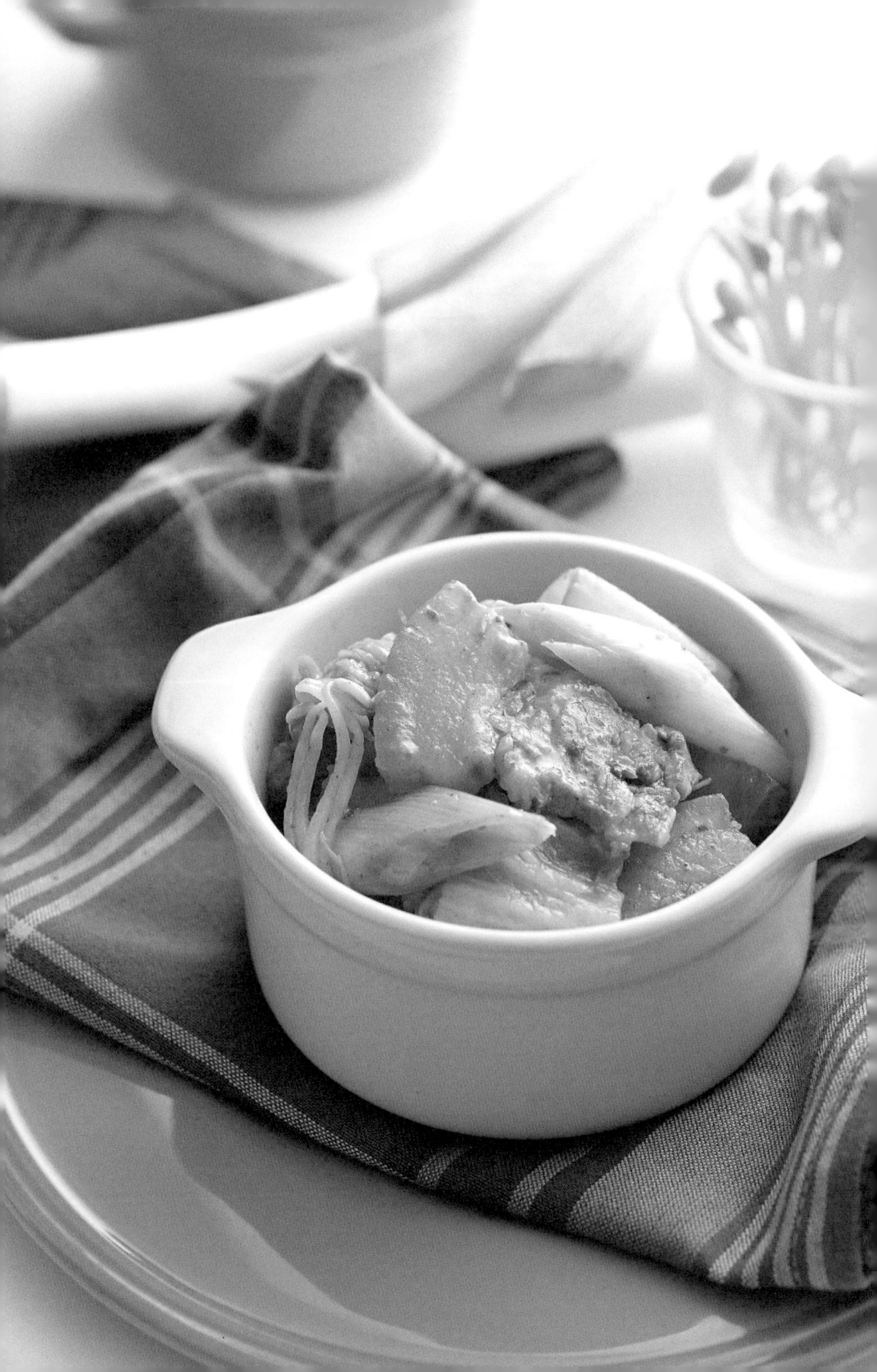

紅麴醬燒小腩排

材料：

小腩排 1 斤、鳳梨 10 片、醬油 50cc、紅麴醬 40cc、味醂 30cc 、大蒜 6 粒

做法：

❶ 小腩排洗淨切塊，擦乾備用。
❷ 把小腩排和紅麴、醬油、大蒜、味醂及 5 片鳳梨拌勻後，放置冰箱冷藏 1 小時。
❸ 將不鏽鋼鍋預熱至水珠彈起，將醃好的紅麴小腩排煎至金黃熟透，加入另 5 片鳳梨即可。或是放入陶鍋中，用中火蒸煮 25 分鐘即可食用。

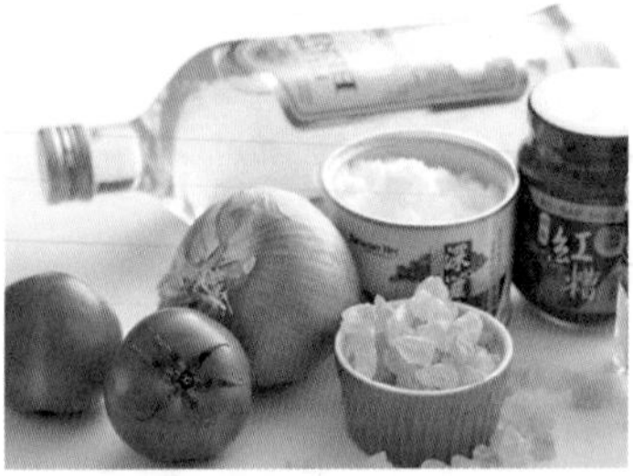

王老師的小叮嚀

鳳梨滋味酸酸甜甜的，很適合拿來入菜。它含有豐富的酵素，可以分解蛋白質，是非常天然的「嫩精」！很多媽媽在料理牛肉時，為了讓肉質軟嫩會使用嫩精，但市面上的嫩精化學成分居多，容易對健康造成傷害，不妨加入鳳梨，讓肉質軟嫩，更添美味！

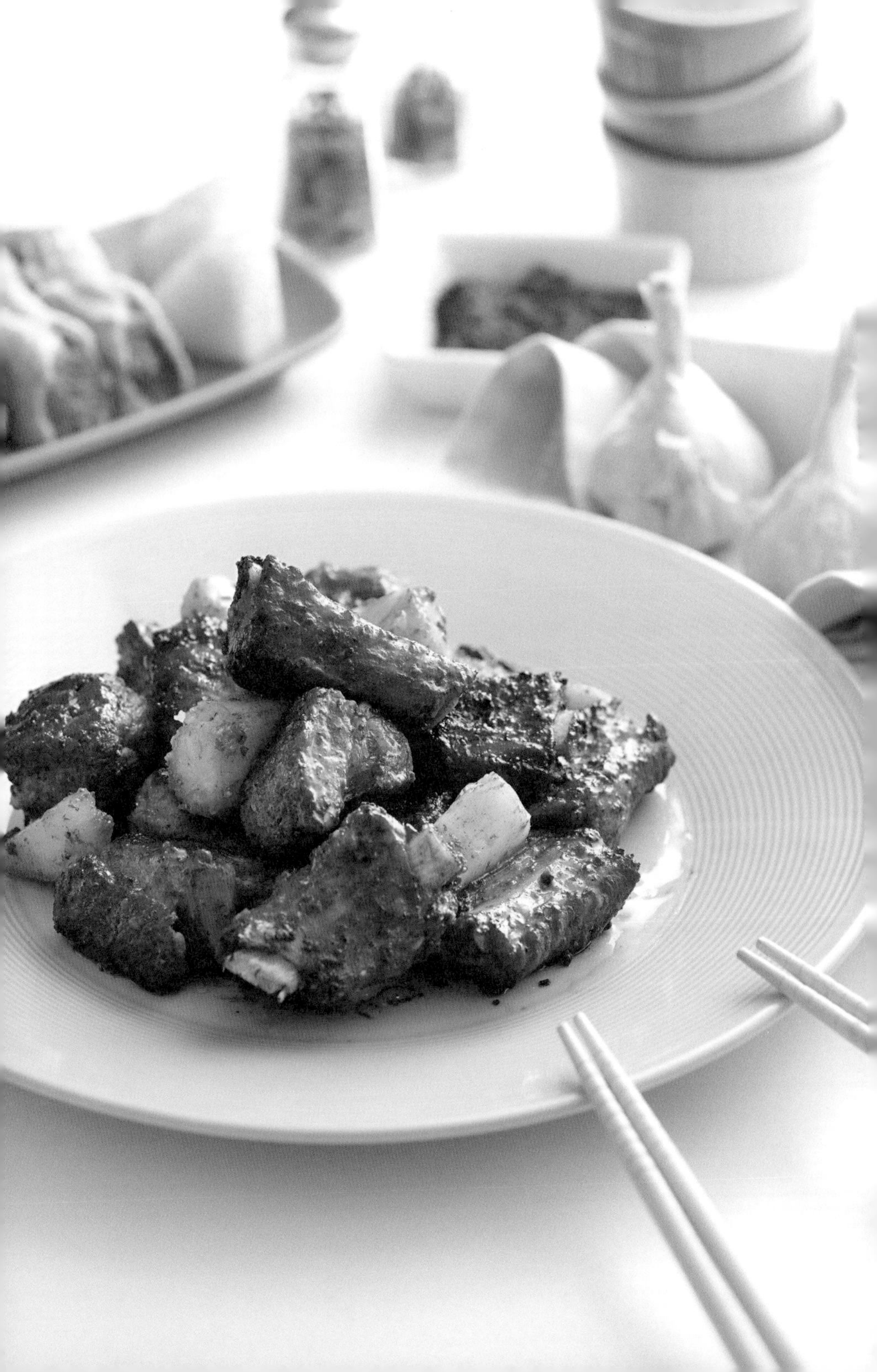

葡萄酒醋燉牛肉

材料：

牛肋條 1200g、洋蔥 1 顆、馬鈴薯 3 顆、白蘿蔔半條、番茄 2 大顆、薑片 5 片、落神花（乾）12 朵、新鮮甘蔗汁 200cc、醬油膏 80cc、紅酒 150cc、陳年葡萄紅醋 50cc、香菜或蔥花少許

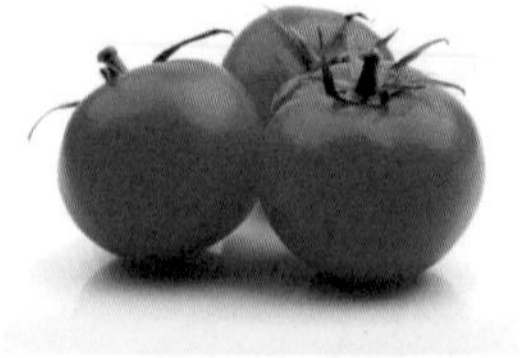

做法：

❶ 把洋蔥、大蒜洗淨後切片，馬鈴薯、紅蘿蔔、番茄洗淨後去皮切塊備用。

❷ 將牛肋條洗淨、切 5 公分一段，擦乾備用。

❸ 將不鏽鋼鍋預熱至水珠彈起，放入牛肋條煎至兩面金黃色，加入洋蔥、大蒜拌炒至軟。

❹ 再放入其他食材、調味料，蓋上鍋蓋，用大火煮滾後，改以小火煮 30 分鐘，食用前撒上香菜或蔥花即可。

王老師的小叮嚀

在這道菜中，使用了甘蔗汁取代傳統味精，增添甘甜滋味。甘蔗汁含有豐富的蔗糖、果糖、葡萄糖，還有鈣、磷、鐵等礦物質，以及天門冬素、天門冬氨酸、丙氨酸、檸檬酸等多種氨基酸，可以生津止渴，夏天天氣炎熱或是感冒引起喉嚨痛時飲用，有助減緩疼痛症狀。將洋蔥切片浸泡紅酒 1 天後再烹調，更有風味。

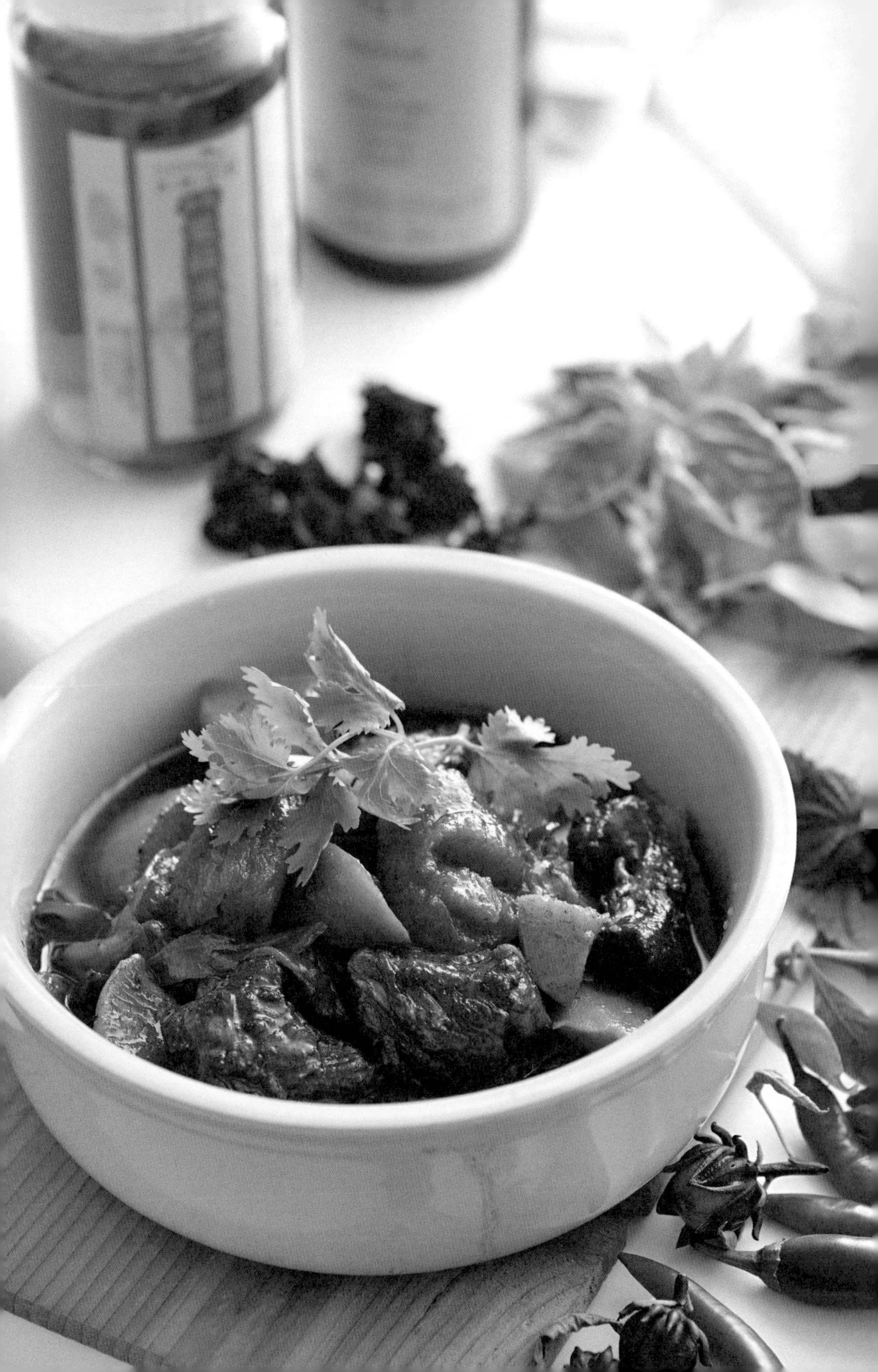

鳳梨小魚苦瓜

材料：

苦瓜 1 條、小魚乾 50g、黑豆豉 1 大匙、蒜頭 4 個、鳳梨 1/4 粒、水 100cc、紅辣椒少許、醬油 2 大匙、味醂 1 大匙、芝麻香油 1 匙

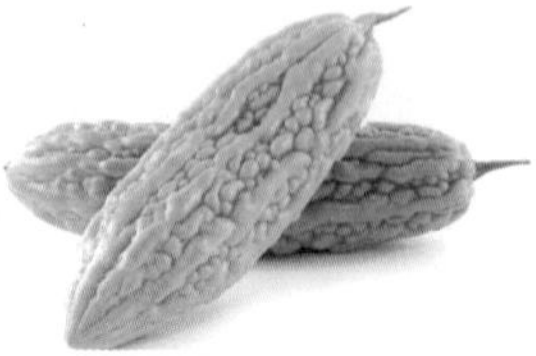

做法：

❶ 將苦瓜洗淨切塊燙水 3 分鐘後瀝乾、蒜頭去皮拍碎備用。
❷ 在電鍋中放進 100cc 的水、苦瓜、鳳梨、蒜片、黑豆豉小魚乾、紅辣椒及調味料，蓋上鍋蓋。燜煮約 10 分鐘，起鍋前淋上少許香油即可。

王老師的小叮嚀

對許多小朋友來說，苦瓜可說是道不受歡迎的料理，但如果烹調得當，還是有機會讓他們接受的！這道菜用新鮮鳳梨的甜味，加上辣椒，可以去除一些苦味，搭配小魚乾，美味又營養。根據衛生署公布的食物含鈣量比例表，小魚乾含鈣量第一，比牛奶高 20 倍！但是小魚乾製作過程通常添加高量的鹽，所以洗淨後要泡水 30 分鐘，減少鈉含量。

真的害怕苦味的話，可以將苦瓜剖開、去籽，切成絲條，用冷水清洗，邊洗邊用手輕捏，然後換水再洗，反覆清洗三到四次即可。

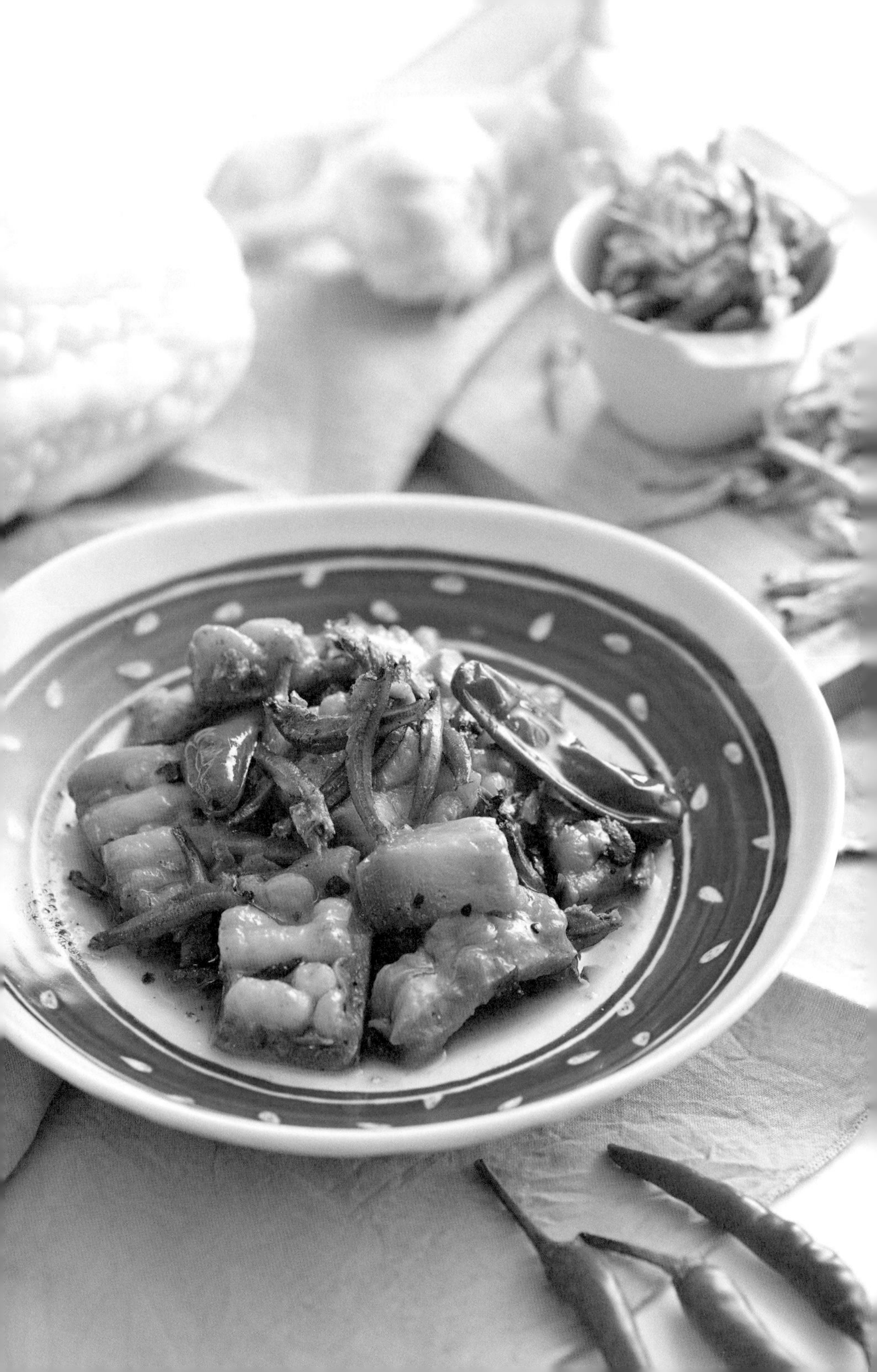

金針菇燒肉捲

材料：

梅花豬肉片 8 片（300g）、金針菇 150g、蔥段 8 支、太白粉適量、醬油 20cc、水 50cc、蜂蜜或楓糖漿 10cc

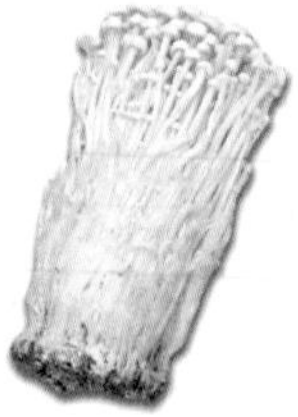

做法：

❶ 先把豬肉片攤平，撒上一些太白粉，再把金針菇、蔥段放入捲起。

❷ 將鍋子預熱，加入少許葡萄籽油，捲好豬肉片放入鍋中，煎到豬肉呈現金黃色。

❸ 把調味料拌勻後一起倒入鍋中，用小火煮到鍋中湯汁略收乾即可。

王老師的小叮嚀

醫學研究報告發現，金針菇含有一種特殊的免疫調節功能蛋白質，可預防哮喘、鼻炎、濕疹等過敏症，提高免疫力。此外，金針菇富含水溶性纖維，可以增加飽足感，也是適合用來減重的食材。

金針菇中的賴氨酸和精氨酸含量豐富，有促進兒童智力發育的功效，也因此，金針菇又有「增智菇」的譽稱。常食用金針菇還可以降低膽固醇，對高血壓、胃腸道潰瘍、肝病、高血脂等有一定的防治功效。不過金針菇屬於高普林食物，因此有痛風、尿酸問題者要注意食用量，且不適合採用金針菇來減重。

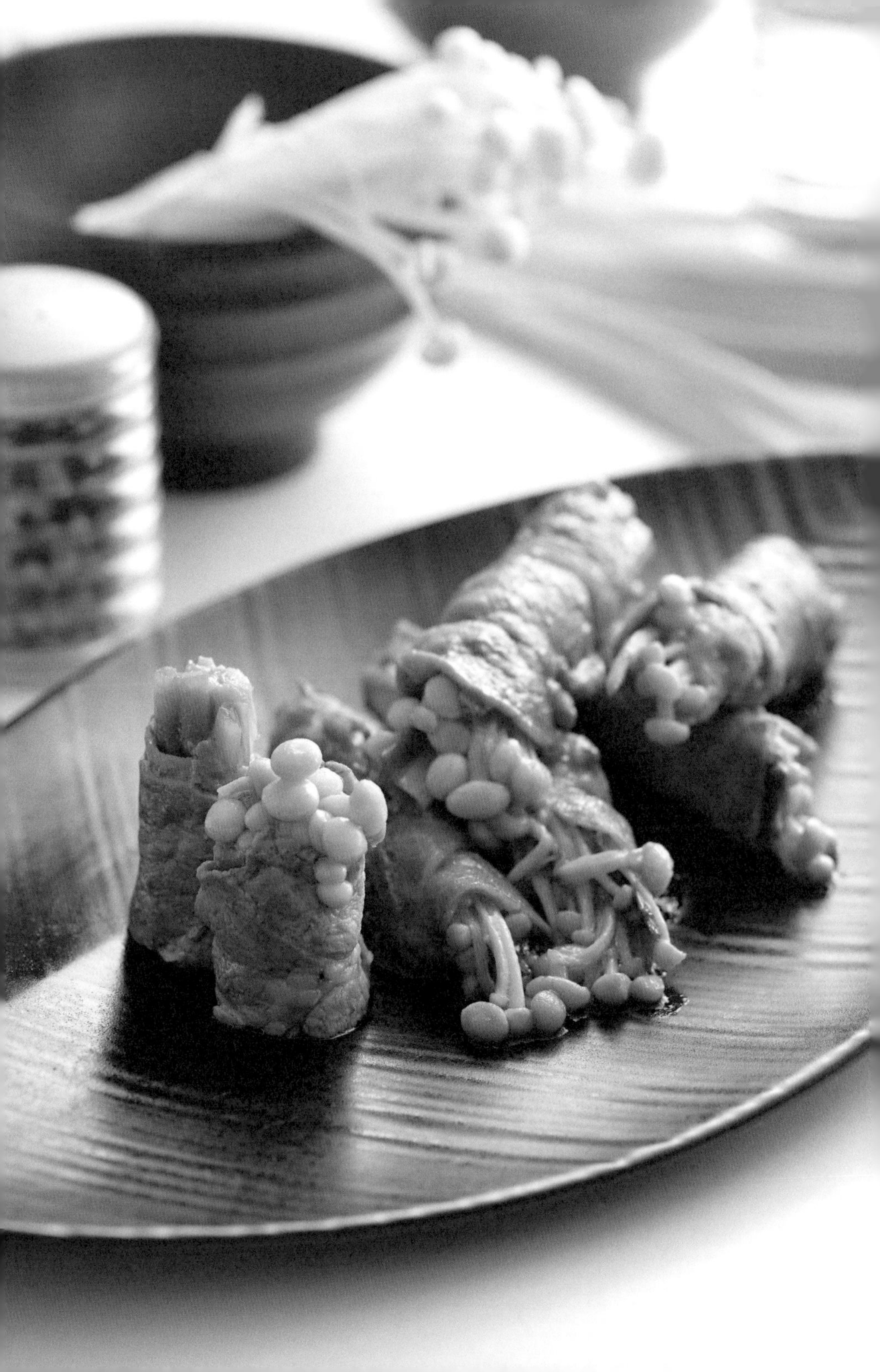

樹子蒸鯖魚

材料：

鯖魚 1 片（300g）、薑絲 20g、辣椒 2 根、樹子（破布子）3 大匙、米酒 1 大匙、香油少許

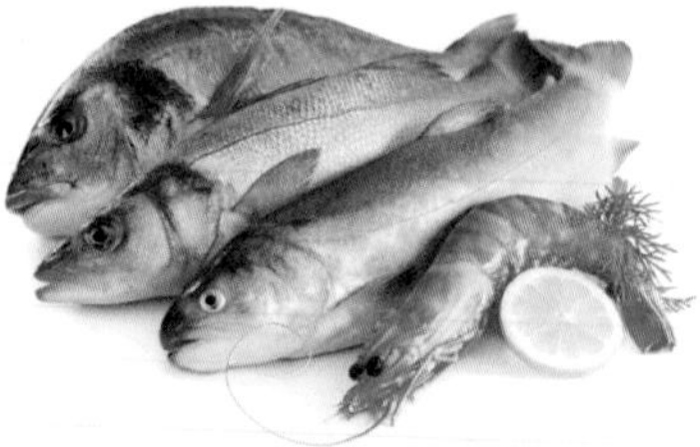

做法：

將鯖魚切塊狀，置於盤中，加上薑絲、樹子、辣椒及調味料，放入電鍋中蒸熟即可。

王老師的小叮嚀

鯖魚除了含有豐富的鐵質、鈣質、磷、鈉、鉀等礦物質，還含菸鹼酸、維生素 B 群、維生素 D、蛋白質和不飽和脂肪酸 EPA、DHA。根據研究指出，鯖魚的 DHA 含量僅次於脂身鮪魚，具有增強腦力、降低血脂肪、膽固醇、預防心血管疾病、攝護腺癌等功能。

多吃魚有益健康，還可補充人體內鐵質的不足，女性、小朋友和老年人常食用鯖魚，可補充身體所需的營養。

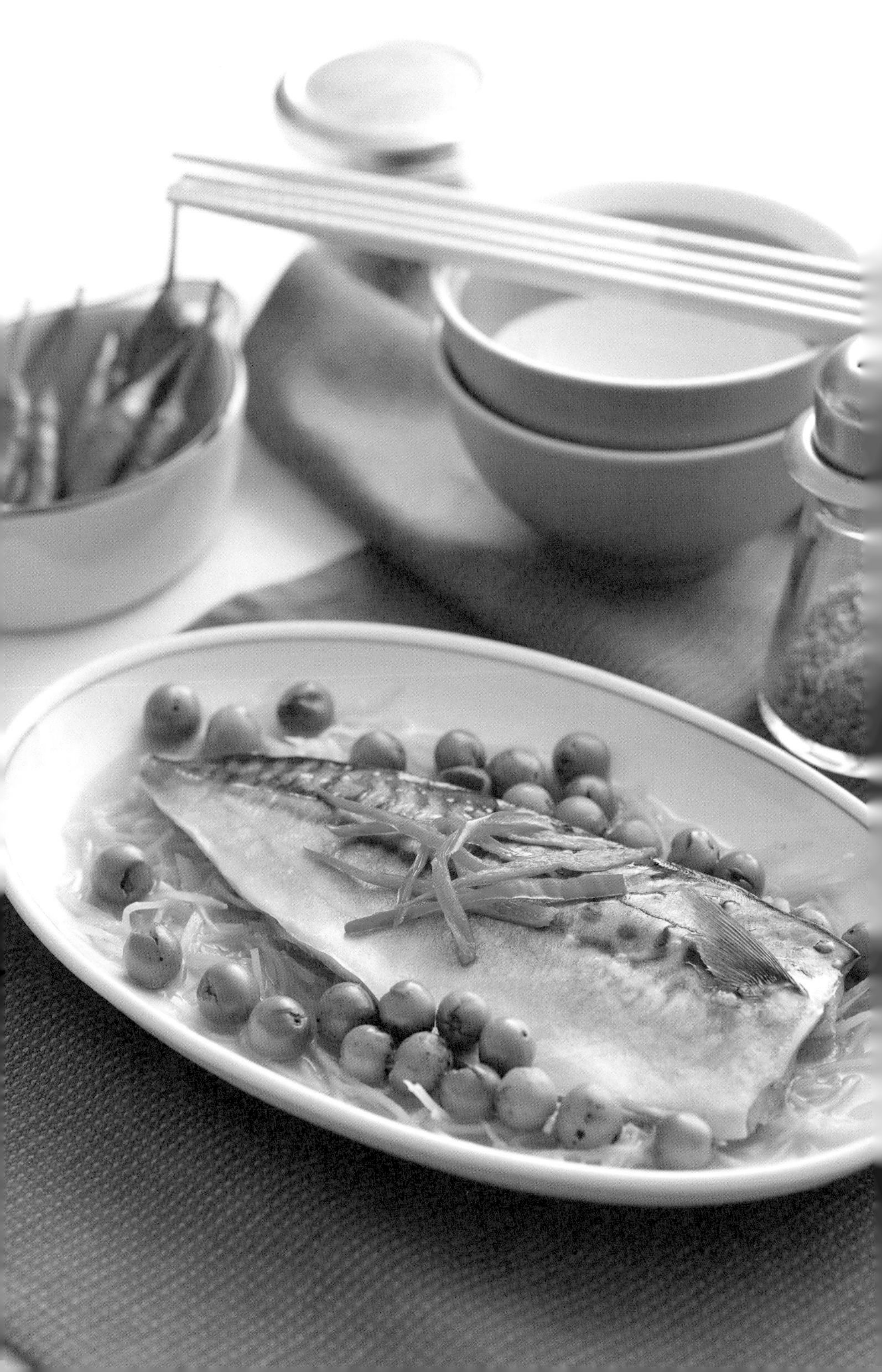

番茄燜豆皮

材料：

紅番茄 2 個、青蔥 4 根、生豆皮 1 大片、黃玉米粒 3 大匙、紅冰糖 2 小匙、海鹽 1 小匙、水 3 大匙、橄欖油 1 匙

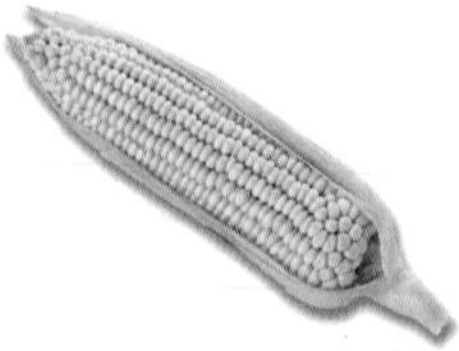

做法：

❶ 將紅番茄洗淨去蒂後切大塊、青蔥洗淨後切成蔥白及綠蔥花。

❷ 將橄欖油倒入鍋中，將蔥白放入鍋中，慢慢爆香後，再放入番茄塊、豆皮、黃玉米粒、水、海鹽、紅冰糖均勻拌炒，熬煮 3 ～ 5 分鐘，最後加入蔥花即可。

王老師的小叮嚀

番茄含豐富的維他命 A、維他命 C、維他命 D 及礦物質，不管是入菜或是當成水果食用都很適合，具有消除疲勞、增進食欲等功效。紅番茄中的植化素、番茄紅素還能預防心臟病、心肌梗塞、動脈硬化、高血壓等血管疾病及促進皮膚的健康，並有助於降低多種癌症的機率。但是吃番茄也是有禁忌的，像是不宜和黃瓜同食。黃瓜中含有一種維生素 C 分解酶，會破壞番茄中的維生素 C。此外，空腹時不宜生食，也要避免食用未成熟的番茄，以及加熱太久後食用。

番茄的吃法很重要，研究發現，生吃番茄固然能攝取較多的維生素 C，但加熱後的茄紅素及其他抗氧化物質含量會明顯增加。

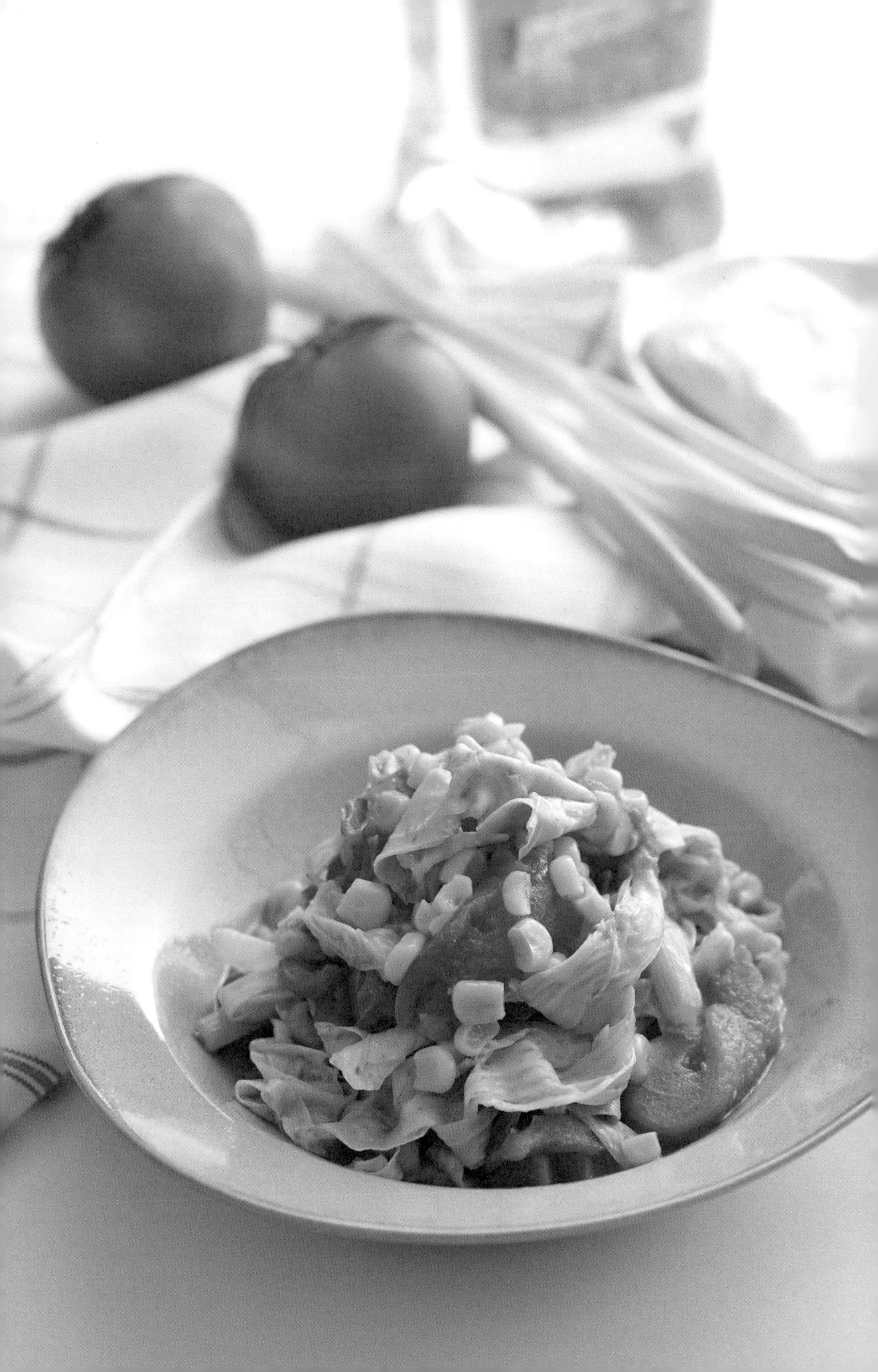

黑糖燕麥涼糕

材料：

黑糖 150g、冷水 200cc、地瓜粉 100g、蓮藕粉 100g、滾水 300cc、即食燕麥片 50g、椰子粉或黃豆粉適量、斑蘭葉（七葉蘭）8 ～ 10 片

做法：

❶ 將黑糖加入滾水攪拌一下，放置到糖溶化。
❷ 冷水 200cc 加入斑蘭葉，用全食物調理機打汁濾渣後放入地瓜粉、蓮藕粉攪拌均勻。
❸ 將拌均的漿沖入滾水，加入即食燕麥片，攪拌成糊狀。
❹ 倒在平底容器裡，隔水蒸 10 分鐘，等到呈透明狀後冰存。
❺ 從容器裡取出涼糕，切成方塊，撒上椰子粉或黃豆粉，亦可加刨冰和黑糖水食用。

王老師的小叮嚀

蓮藕粉主要營養素有維生素 B、維生素 C、焦性兒茶酚、鉀、鐵、膳食纖維、丹寧酸等，具有抗氧化、促進胃腸蠕動、補血、止血、止咳的功效。
市面上販售的涼糕大多是用便宜的太白粉或修飾澱粉製作的，營養價值不高，不如自己 DIY，安心又健康。請記得，要買熟的黃豆粉。煮的時候要一邊攪拌，否則蓮藕粉會結塊；若是怎麼煮都不會黏稠，有可能是買到假的。此外，斑蘭葉也可以用其他香草（例如：香茅、薄荷）代替，亦可以增加風味。

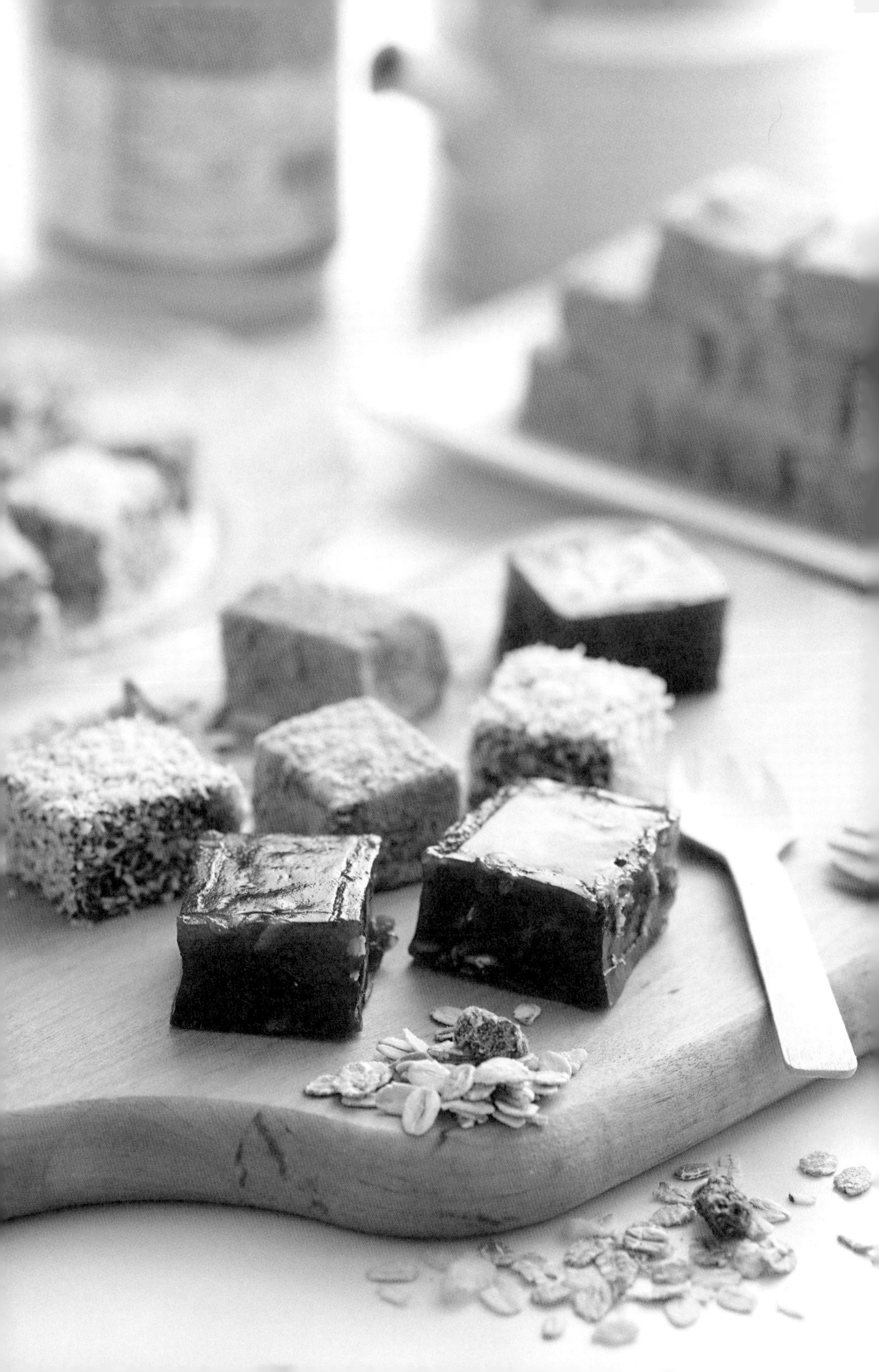

蔥蒜燉白菜

材料：

包心白菜或娃娃菜 500g、洋蔥 1 個、大蒜 8 個、小蝦米 1 大匙、海鹽 1 小匙、水 1 碗

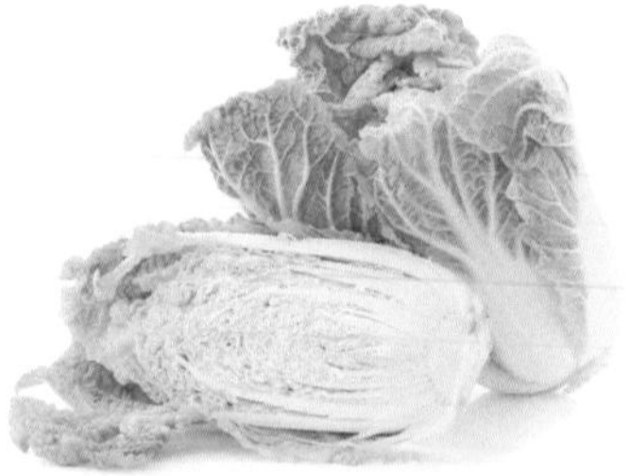

做法：

❶ 將包心白菜或娃娃菜洗淨後切塊備用。

❷ 將洋蔥、大蒜去皮切片後蒸熟，加水及海鹽，用全食物調理機打成蔥蒜泥。

❸ 將包心白菜或娃娃菜、蔥蒜泥放入鍋中，撒上蝦米，用中火燉煮 5 分鐘即可。

王老師的小叮嚀

攝取過多的醣類，身體會將多餘的醣類變成脂肪，久而久之，就造成肥胖。另外，醣類攝取過多也會引起血糖的不穩定，對身體造成傷害。

大量攝取有飽足感的蔬菜及辛香料，不僅熱量低、吃得飽，還能促進血液循環及新陳代謝，是減重者最佳的選擇。

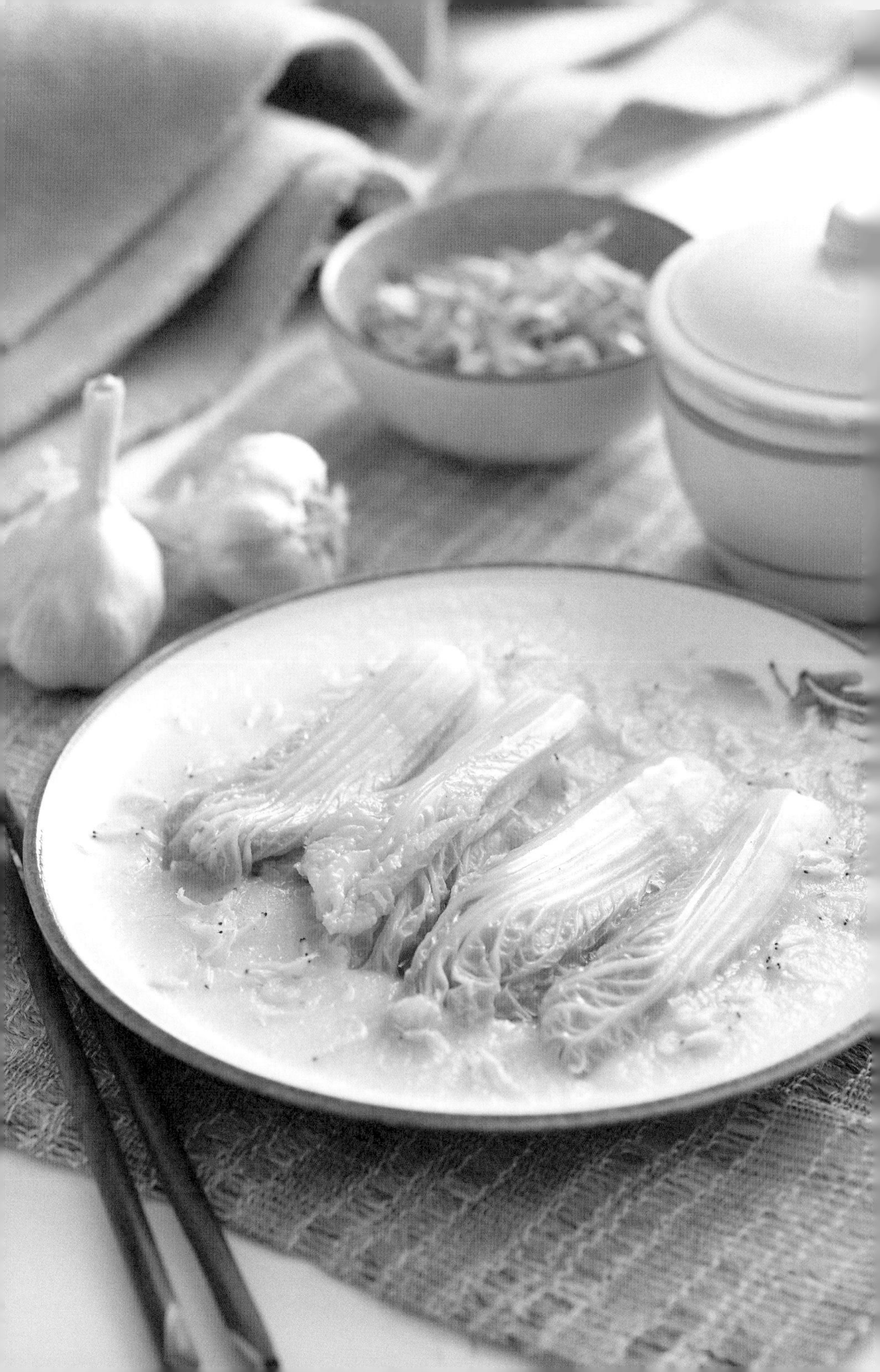

薑燒蒟蒻

材料：

蒟蒻 1 大塊（200g，切塊備用）、打結蒟蒻絲 1 盒（100g）、薑片 10 片、九層塔半碗、鴻喜菇 1 小把、芝麻香油 2 湯匙、醬油 70cc、水 30cc、紅冰糖 50g

做法：

❶ 在煎鍋中加入麻油、薑片，用中小火微炒，再放進蒟蒻塊，兩面各煎一分鐘。

❷ 加入調味料及鴻喜菇，蓋上鍋蓋，以小火燉煮 10 分鐘後，掀開蓋子，將蒟蒻翻面。鍋蓋約蓋滿三分之二，讓蒸氣透出。

❸ 約 5 分鐘後，湯汁收乾，加入九層塔即可熄火，盛入盤中。

王老師的小叮嚀

我們吃的「蒟蒻」其實是蒟蒻芋（也叫「魔芋」）的地下莖。蒟蒻是有毒植物，不可生食，需研磨成粉，加入鹼後加熱，再以大量水去除鹼後製成，先消除它的不良成分才可食用。蒟蒻的主要成分「-葡甘露聚糖」，是由葡萄糖及甘露糖結合的多醣類，屬於水溶性膳食纖維，此種成分能穩定血糖、促進腸胃蠕動，幫助體內廢物的排除，避免便秘，減少有害菌與腸道接觸的機會，所以可預防大腸息肉及大腸癌。此外，蒟蒻的熱量很低，又可以提供飽足感，是減肥的好食材。但是蒟蒻本身除了水溶性膳食纖維外，沒有其他營養價值可供身體利用，搭配其他食物一併食用才能營養均衡，是較正確的食用方式。

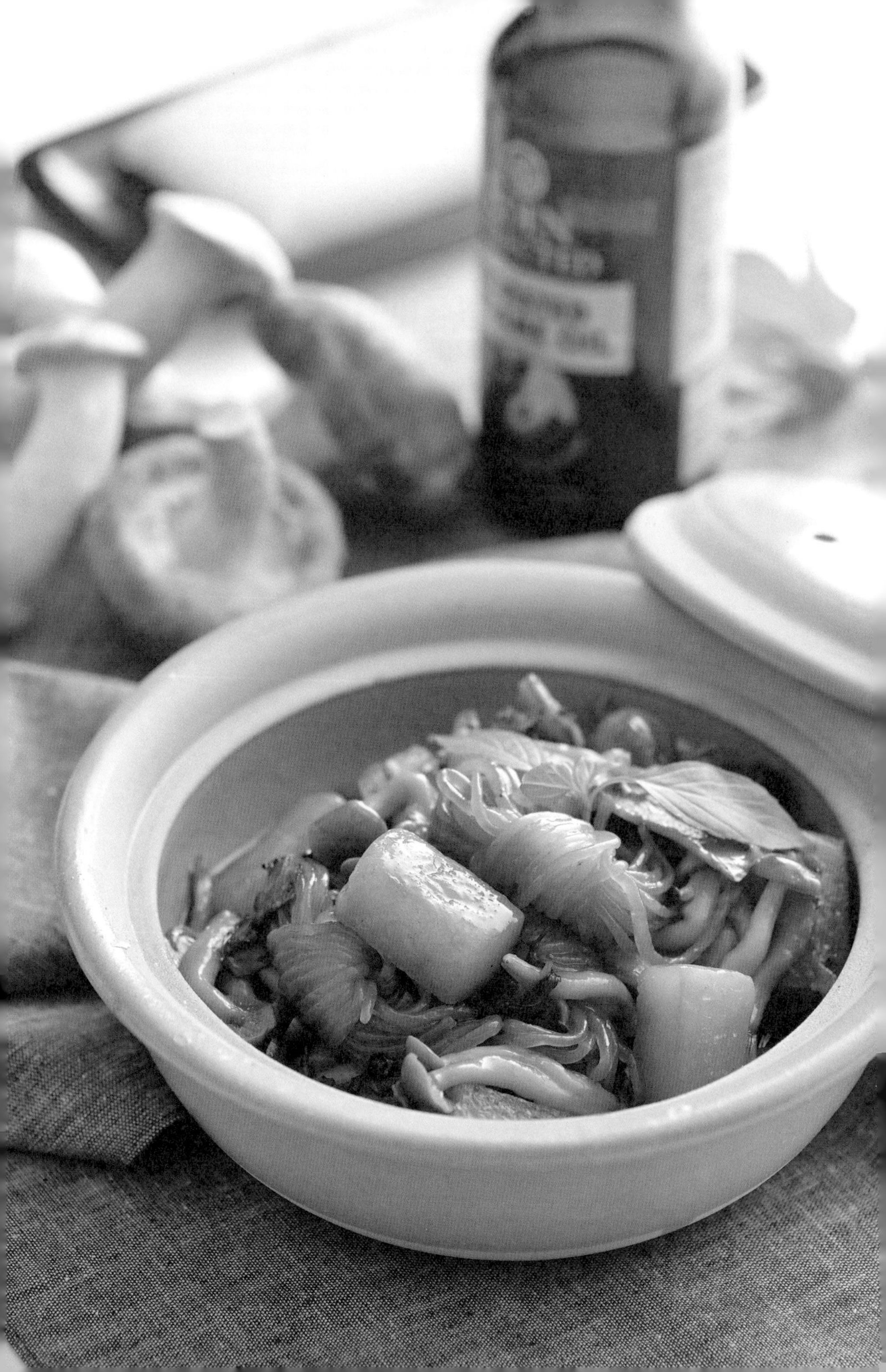

養生素神湯

材料：

糙薏仁 50g、蓮子 100g、茯苓 50g、芡實 50g、山藥 1 塊（150g）、黃玉米 1 根、牛蒡半根、海鹽 1 小匙、米酒 80cc、水 1500cc

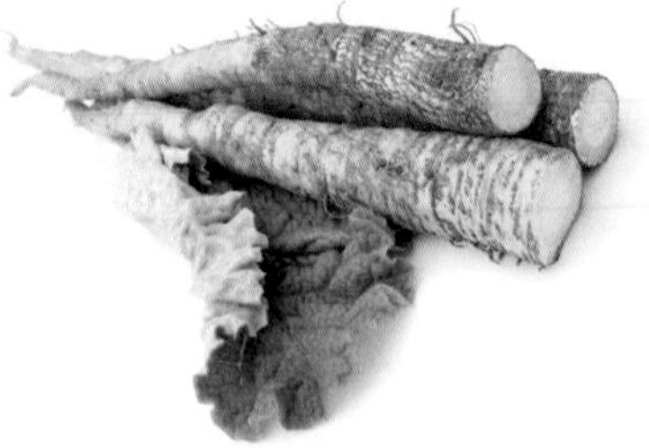

做法：

❶ 將黃玉米、牛蒡去皮洗淨後切塊備用。

❷ 將糙薏仁、蓮子、茯苓、芡實一起洗淨後，泡水 2 小時。

❸ 將所有材料加水及米酒燉煮 50 分鐘，之後加入海鹽即可。

王老師的小叮嚀

薏仁利濕消水腫，茯苓、芡實、蓮子有健脾養胃的作用，稱為「養胃三寶」，可以改善腸道消化吸收功能，減輕脾虛症狀，屬性平和，不寒不燥，很適合想要減重者食用。

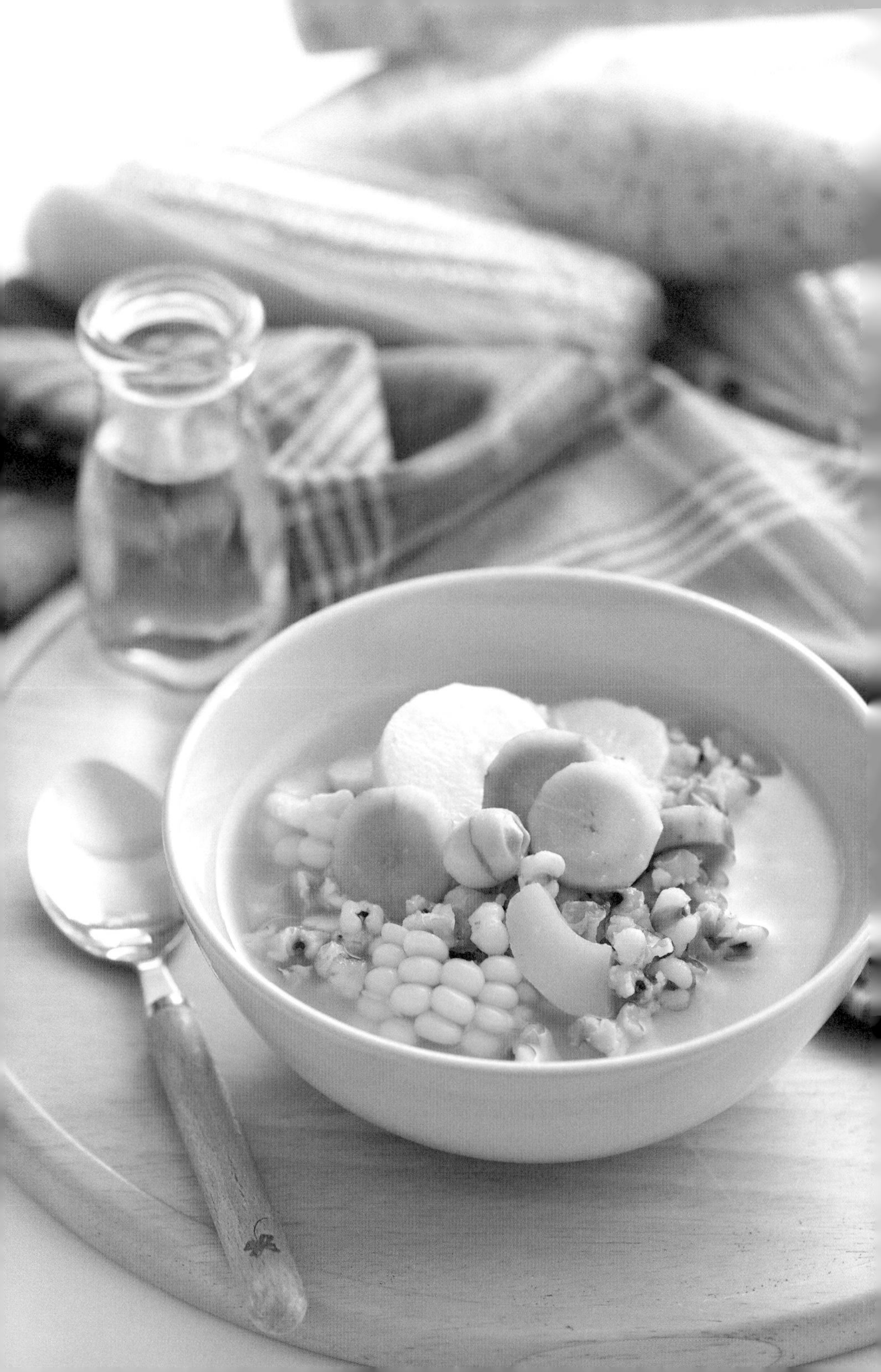

蔬果海鮮咖哩

材料：

海鮮適量（蝦子 6 隻、中卷 1 隻、蛤蠣 10 個）、紅扁豆 1 米杯、地瓜 2 顆、茄子 1 條、秋葵 6 個、椰子油 2 湯匙、水 800cc、咖哩粉 5 小匙、胡椒粉 2 小匙、手工海鹽 2 小匙、大蒜 5 個、洋蔥 1 顆、腰果 60g 或燕麥粉 50g、香茅 10g

做法：

❶ 將海鮮洗淨，蘋果、洋蔥洗淨後切塊，先將洋蔥塊用 1 湯匙椰子油炒軟至黃褐色後加入手工海鹽、咖哩粉、胡椒粉、腰果或燕麥粉、大蒜及水，用全食物調理機打成咖哩蔬果泥。
❷ 將紅扁豆洗淨後泡水半小時備用。
❸ 將海鮮及其他材料洗淨後切塊，用 1 湯匙椰子油炒至半熟，加入咖哩蔬果泥及紅扁豆，燉煮 1 小時即可。

王老師的小叮嚀

扁豆是所有豆類中最適合素食及生機飲食者食用的，大部分的豆類煮前都得泡水幾個小時，而扁豆不用泡水、烹煮快速。它的營養成分豐富，包括蛋白質、脂肪、鈣、錳、鐵及食物纖維，維生素 A、維生素 B1、維生素 B2、葉酸、維生素 C 等。扁豆裡含有豐富的錳，對於成長、生育、傷口癒合、腦功能及胰島素與膽固醇的正常代謝有幫助，被美國的專業雜誌《健康》評選為世界五大健康食品之一。扁豆與小米或糙米一起煮粥，健脾去濕的功效更強，有助改善脾胃虛弱、消化不良，適合中老年人、小朋友及想要減重者食用。

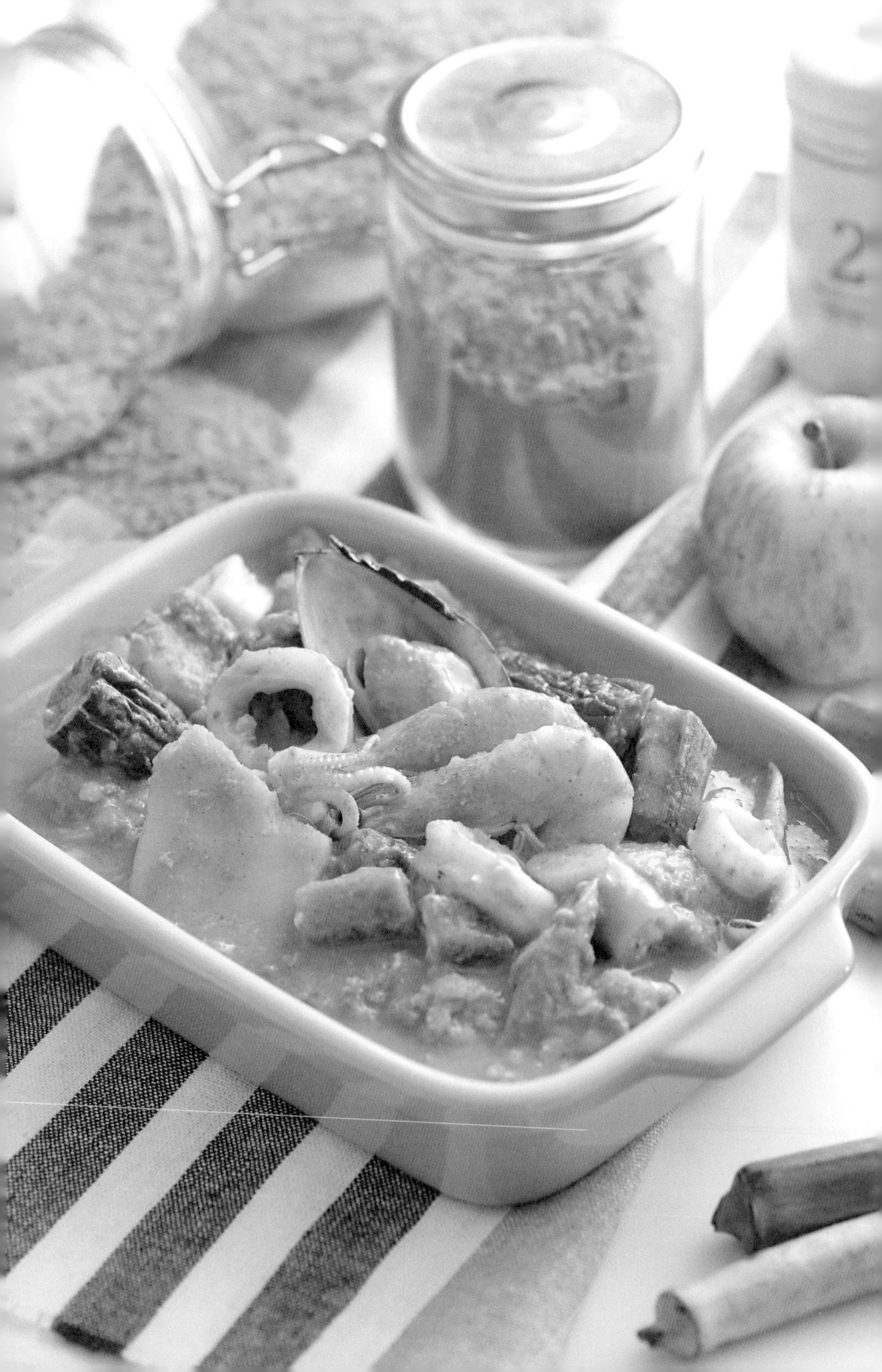

國家圖書館出版品預行編目資料

王明勇的健康廚房　/ 王明勇著 .-- 初版 .-- 臺北市：平安文化．2015. 1 面；公分 .
--（平安叢書；第 0466 種）（真健康；34）
ISBN　978-957-803-941-4（平裝）

1. 食物　2. 健康飲食　3. 食譜

411. 3　　103025322

平安叢書第 0466 種
真健康 34
王明勇的健康廚房

作　　者—王明勇
發 行 人—平雲
出版發行—平安文化有限公司
台北市敦化北路 120 巷 50 號
電話◎ 02-2716-8888
郵撥帳號◎ 18420815 號
皇冠出版社（香港）有限公司
香港上環文咸東街 50 號寶恒商業中心
23 樓 2301-3 室
電話◎ 2529-1778　傳真◎ 2527-0904
責任主編—龔橞甄
責任編輯—張懿祥
美術設計—黃鳳君
著作完成日期—2014年11月
初版一刷日期—2015年1月

法律顧問—王惠光律師

讀者服務傳真專線◎ 02-27150507
電腦編號◎ 524034
ISBN ◎ 978-957-803-941-4
Printed in Taiwan
本書特價◎新台幣 299 元 / 港幣 100 元